Antony Manjila S.
Arvind Kumar A.
Nagaraj N. J.

Endodontia guiada

Antony Manjila S.
Arvind Kumar A.
Nagaraj N. J.

Endodontia guiada

ScienciaScripts

Imprint

Cover image: www.ingimage.com

This book is a translation from the original published under ISBN 978-620-8-11642-2.

Publisher:
Sciencia Scripts
is a trademark of
Dodo Books Indian Ocean Ltd. and OmniScriptum S.R.L publishing group

120 High Road, East Finchley, London, N2 9ED, United Kingdom
Str. Armeneasca 28/1, office 1, Chisinau MD-2012, Republic of Moldova, Europe
Printed at: see last page
ISBN: 978-620-8-29482-3

Índice

INTRODUÇÃO

A navegação em medicina dentária é um exemplo importante dos avanços tecnológicos aplicados à medicina e às ciências da saúde. A navegação em medicina dentária é também conhecida como medicina dentária guiada. A endodontia guiada por 3D é um protocolo de tratamento baseado na tecnologia, que proporciona uma solução segura e previsível em casos de calcificações parciais e completas do canal radicular e cirurgia da extremidade radicular(1).

Dentes calcificados podem desenvolver periodontite apical ao longo de um período de tempo, resultando na necessidade de tratamento de canal. A terapia endodôntica em canais severamente calcificados é sempre uma tarefa árdua, pois pode resultar em contratempos como desvios ou perfurações(2). A realização de um tratamento de canal bem-sucedido nesses casos é trabalhosa e associada a vários riscos. Um estudo retrospetivo, publicado há quatro décadas, analisou a prevalência de falhas técnicas e as taxas de sucesso em 4 anos de tratamentos de canal em incisivos com redução pós-traumática do lúmen pulpar e lesões periapicais (3). Nos dentes com obliteração total, os constrangimentos técnicos como perfuração radicular, fratura de uma lima ou canais radiculares inacessíveis ocorreram num terço dos casos, o que levou a uma redução apreciável das taxas de cicatrização após o tratamento do canal radicular (3). A endodontia guiada tornou-se um método alternativo para a calcificação do canal pulpar, facilitando a localização dos canais radiculares de forma mais previsível através da utilização combinada de imagens de tomografia computorizada de feixe cónico, digitalização oral e guias de acesso endodôntico. Embora várias pesquisas tenham comprovado que a endodontia guiada é mais segura, mais rápida e pode ser executada sem microscópio operatório e por operadores menos experientes, a técnica tem restrições, podendo ocorrer erros iatrogénicos (4).

A TCFC permite a avaliação dos dentes em relação aos tecidos duros e moles vizinhos através da criação de imagens 3D (5,6). Na endodontia, em comparação com as imagens bidimensionais (2D) convencionais, a TCFC melhorou a compreensão e a interpretação de estruturas anatómicas complexas, beneficiando assim o ensino e a gestão de casos, incluindo o planeamento e o acompanhamento do tratamento (5,7-9). A nível mundial, a utilização da TCFC em endodontia está a aumentar rapidamente e foram publicadas várias diretrizes para ajudar os clínicos na seleção de casos e para promover a sua utilização segura (5).

Os objectos impressos em 3D, baseados em digitalizações de imagens 3D, concebidos por software de planeamento virtual 3D e produzidos através de processos de impressão 3D, têm sido utilizados com sucesso em procedimentos de prótese dentária, ortodontia, ortognática, craniofacial e oral e maxilofacial (10-15). Os guias direcionais impressos em 3D podem ser úteis para a localização do canal durante o tratamento endodôntico não cirúrgico, onde existem riscos significativos de erros de procedimento, incluindo a perfuração da raiz, o que pode comprometer gravemente o resultado do tratamento (3,16). Recentemente, foram publicados relatos de casos que descrevem o uso bem-sucedido de guias direcionais impressos em 3D suportados por dentes para a localização do canal durante o tratamento endodôntico não cirúrgico de dentes anteriores com obliteração do canal pulpar (PCO) ou dens invaginatus (17-19). Nestes relatórios, as digitalizações de CBCT, as digitalizações ópticas da anatomia intra-oral ou os modelos de gesso foram combinados e o software de planeamento de implantes/ CAD foi utilizado para desenhar virtualmente as guias direcionais e selecionar as brocas de implantes/ brocas dentárias calibradas em profundidade(17).

O software de planeamento digital é também uma ferramenta fundamental para o avanço da endodontia digital no sentido do desenvolvimento de guias. O software de planeamento digital importa ficheiros DICOM (Digital Imaging and Communication in Medicine) de exames de CBCT e utiliza-os como parâmetros para delinear guias com ferramentas de desenho assistido por computador (CAD). Na modelação das guias, o software de planeamento digital atual necessita de sincronizar o ficheiro DICOM com o ficheiro digital de um modelo da arcada do paciente em formato STL (Standard Tessellation Language). O modelo digital é obtido com equipamento de digitalização intra-oral(20).

A tecnologia de impressão 3D (técnica de estereolitografia) permite a produção de guias endodônticas. O desenho tridimensional da guia desenvolvido pelo software de planeamento digital também é exportado em formato STL. Antes da impressão 3D, o STL planeado tem de ser preparado para transformar o ficheiro STL da guia numa sequência de várias camadas ou fatias.

Quanto menor for a espessura das fatias, maior será a fiabilidade da guia impressa(21).

A cirurgia endodôntica é uma das opções de tratamento para tratar a periodontite apical persistente após o fracasso do tratamento não cirúrgico(22). O objetivo deste tratamento é a manutenção cirúrgica de um dente que tenha uma lesão endodôntica primária que não possa ser resolvida pelo retratamento endodôntico convencional. A taxa de sucesso da cirurgia endodôntica convencional é relativamente baixa, entre 43,5% e 74%.(23) No entanto, com a aplicação de técnicas contemporâneas, incluindo ampliação e iluminação de alta potência, instrumentos microcirúrgicos e materiais de obturação modernos, as taxas de sucesso da cirurgia aumentaram significativamente e, por sua vez, a cirurgia tornou-se um tratamento mais eficaz(24).

A microcirurgia endodôntica foi introduzida na década de 1990 e tem-se desenvolvido continuamente ao longo dos anos. Melhorias no equipamento endodôntico, instrumentos e materiais estabeleceram este procedimento como uma técnica endodôntica cirúrgica de última geração com um resultado previsível(24,25). Um dos principais benefícios dessa técnica cirúrgica moderna é o uso de dispositivos de ampliação, como os microscópios cirúrgicos odontológicos. Os microscópios cirúrgicos permitem intervenções microcirúrgicas com identificação mais fácil dos ápices radiculares, resultando em osteotomias menores e ângulos de ressecção mais rasos, garantindo assim a manutenção do osso circundante e a preservação do comprimento radicular e das estruturas dentárias. Além disso, esses modernos dispositivos de ampliação e iluminação permitem a identificação de detalhes anatômicos como istmo, canais laterais, aletas do canal e microfraturas da raiz ressecada antes do preparo preciso da extremidade radicular com pontas microcirúrgicas e obturações radiculares(24,26). Os avanços dos tratamentos endodônticos microcirúrgicos modernos proporcionam taxas de sucesso de até 89%, resultando em menos falhas e necessidades de retratamento em comparação com as abordagens tradicionais.

Foram descritos vários métodos assistidos por computador em cirurgia e endodontia que tentam minimizar as diferenças entre o planeamento pré-operatório do tratamento e o resultado final(27). A maioria deles são estáticos, pois utilizam modelos estereolitográficos para realizar a cavidade de acesso. No entanto, na cirurgia de implantes dentários, têm sido utilizados métodos dinâmicos assistidos por computador. Nestes casos, é utilizado um dispositivo de rastreio intra-operatório em tempo real para monitorizar se o plano de tratamento anterior está a ser corretamente seguido(28-30). Foram publicados vários estudos sobre sistemas dinâmicos de cirurgia assistida por computador, tendo sido comprovada e avaliada a sua elevada precisão(31,32). Foi demonstrado que as perfurações do seio maxilar ou as lesões do nervo alveolar inferior durante a perfuração podem ser reduzidas com a utilização destes sistemas guiados(33).

A patologia periapical recorrente pode desenvolver-se após um tratamento não cirúrgico inadequado do canal radicular. Um procedimento comum para os clínicos é o retratamento de dentes tratados endodonticamente com postes(34). Os pinos de fibra são colados no espaço do canal radicular com materiais adesivos, tais como resinas compostas ou ionómeros de vidro, que são relatados como sendo mais difíceis de remover(35,36). Como alternativa às brocas dentárias, a preparação ultra-sónica é um método estabelecido para a remoção de pinos. Lindemann et al. verificaram que os dispositivos ultra-sónicos são eficazes para este fim(37). No entanto, na ausência de irrigação adequada com água, a vibração ultra-sónica tem sido associada a sobreaquecimento e a fracturas dentinárias incompletas que podem levar a fissuras radiculares(38-40). Recentemente, novas possibilidades de procedimentos endodônticos foram descritas. Zehnder et al. introduziram o conceito de "endodontia guiada" para facilitar o preparo da cavidade de acesso em dentes com calcificação pulpo-canal(41).

HISTÓRIA

As primeiras experiências sérias para localizar com precisão estruturas anatómicas específicas no corpo humano remontam ao final do século XIX. Muito aconteceu desde então, mas o principal desafio de localizar especificamente uma estrutura anatómica de uma forma segura e menos invasiva continua a ser o princípio orientador primordial. Foi apenas com o advento da imagiologia médica, associado ao crescimento exponencial das capacidades de processamento informático, que tornou o direcionamento preciso e seguro da anatomia uma realidade. A imagiologia médica foi um pré-requisito importante para permitir a navegação. No entanto, os cirurgiões pioneiros continuam a ser a força motriz por detrás do desenvolvimento da navegação cirúrgica.

As simbioses da tecnologia e da cirurgia parecem ser mais fortes quando confrontadas com o desafio de operar o órgão mais delicado do corpo humano, o cérebro. O cérebro está confinado a um espaço apertado, rodeado de outras estruturas vitais, como vasos e nervos cranianos, que podem causar grandes défices funcionais se forem danificados. Devido à abundância de estruturas de risco, áreas corticais e subcorticais eloquentes, o acesso cirúrgico pode ser limitado. A visão intra-operatória da área alvo é frequentemente limitada e carece de pontos de referência anatómicos para orientação. Por conseguinte, os neurocirurgiões são frequentemente os primeiros a adotar novas tecnologias, que prometem reduzir os riscos cirúrgicos e melhorar os resultados dos doentes.

A estereotaxia é um procedimento neurocirúrgico que requer a localização exacta e o direcionamento das estruturas intracranianas para a colocação de eléctrodos, agulhas ou cateteres. Inicialmente, este problema era resolvido utilizando desenhos anatómicos como atlas para o planeamento do alvo intracraniano e com a ajuda de estruturas mecânicas da cabeça fixadas ao crânio do doente. O alvo planeado podia então ser transferido para a configuração intra-operatória real do doente(42). Em 1890, Zernov, um anatomista russo, descreveu o "encefalómetro" - um dispositivo baseado num arco fixado ao crânio para localização intracraniana com base em pontos de referência superficiais e coordenadas polares - que foi concebido para operações anatómicas no cérebro humano(43). Em 1908, Sir Victor Alexander Haden Horsley, um neurofisiologista e neurocirurgião, e Robert Henry Clarke, um matemático, engenheiro e inventor, definiram o cálculo estereotáxico com base num sistema de coordenadas, tendo o último Clarke apresentado um pedido de patente para um instrumento estereotáxico humano em 1912(44). Em 1947, E.A. Spiegel e H.T. Wycis inventaram os primeiros instrumentos estereotáxicos para uso clínico em humanos (estereoencefalótomo) e realizaram a primeira talamotomia estereotáxica em humanos, dando início à era moderna da neurocirurgia estereotáxica(45). No entanto, a utilização de atlas anatómicos para planear cirurgias deu origem a muitas imprecisões, uma vez que não se podia ter em conta a anatomia individual de cada doente. Estes problemas eram ainda mais agravados quando a anatomia era alterada devido a patologia, como um tumor em crescimento ou infiltrado. Foi aqui que a imagiologia médica conseguiu colmatar a lacuna e permite a utilização da anatomia específica do doente para o planeamento tático estéreo.

A descoberta do raio X por Wilhelm Roentgen em 1895 abriu o caminho para uma era inteiramente nova de diagnóstico e tratamento médico(42). Na década de 1980, os progressos nos domínios da tecnologia da imagem, da eletrónica, dos computadores e da tecnologia dos robôs foram o pano de fundo para o desenvolvimento de dispositivos mais sofisticados para a cirurgia estereotáxica(46). Na década de 1970, Sir Hounsfield introduziu o primeiro dispositivo de imagem de tomografia computorizada (TC), a que chamou "tomografia axial computorizada". Uma vez que as imagens de TC permitiam a orientação em 3D, deu-se um salto de desenvolvimento na conceção da estrutura estereotáxica da cabeça. A introdução da ressonância magnética foi outro marco importante para a navegação na cirurgia. As imagens de RM não só mostram mais detalhes dos tecidos moles, como também permitem visualizar uma lesão em relação a outras estruturas de risco, possibilitando o planeamento pré-operatório de uma via cirúrgica ou plano de radiocirurgia ideal(42).

A estereotaxia estática baseada em moldura tinha algumas desvantagens, tais como um desconforto significativo para o doente desde o exame até à cirurgia, a incapacidade de visualizar a passagem da agulha de biópsia, uma visão muito limitada do campo cirúrgico através do orifício da broca e nenhum controlo intra-operatório sobre a via estereotáxica ou conhecimento de complicações, como a rutura de um vaso, pelo que a sua aplicação se limitava a procedimentos de orifício da broca, tais como biópsias, colocação de eléctrodos ou a ressecção de pequenos tumores intracranianos(42). Em 1986, Roberts e colegas desenvolveram o conceito de estereotaxia sem moldura ou neuronavegação. O dispositivo de Roberts era composto por um microscópio operatório num suporte flutuante solenoide, que era rastreado em 3D por um digitalizador sónico(47). Isto marcou o início da navegação dinâmica na cirurgia tal como a conhecemos atualmente. A navegação dinâmica é uma sucessora ou uma evolução natural da estereotaxia baseada em fotogramas. Não só é utilizada para guiar o cirurgião na procura de um alvo anatómico específico, evitar áreas de risco e oferecer orientação intra-operatória na ausência de pontos de referência anatómicos, como também pode apoiar o alinhamento ideal de brocas ou implantes e atuar como um sistema de medição 3D.

A introdução de dispositivos digitais e de software de processamento, juntamente com novos materiais estéticos e poderosas ferramentas de fabrico, transformou radicalmente a profissão de dentista. Classicamente, a história do caso e o exame físico, juntamente com os dados de raios X da radiologia bidimensional (radiografias periapicais, panorâmicas e cefalométricas), representavam as fases preparatórias necessárias para a formulação de um plano de tratamento e para a execução da terapia. Com apenas dados radiográficos bidimensionais disponíveis, a elaboração de um diagnóstico correto e de um plano de tratamento adequado podia ser difícil; as terapias dependiam essencialmente das capacidades manuais e da experiência do operador. A introdução da CBCT e da MRI criou mudanças drásticas no diagnóstico e no planeamento do tratamento em medicina dentária. A medicina dentária digital envolve a utilização de dispositivos digitais, software de processamento e ferramentas de fabrico. Utiliza dispositivos digitais, tais como câmaras digitais, scanners intra-orais, scanners extra-orais, scanners faciais, CBCT e micro-

CT com baixa dose de radiação. Os scanners intra-orais permitem-nos obter uma impressão ótica precisa das arcadas dentárias, utilizando apenas um feixe de luz (1).

A endodontia minimamente invasiva (MIE) é um conceito que visa a preservação máxima da estrutura dentária coronal, cervical e radicular saudável durante o tratamento endodôntico. As cavidades endodônticas contraídas (CECs) surgiram do conceito de odontologia minimamente invasiva. O conceito de CEC é baseado na preservação da dentina peri cervical (PCD). A PCD é definida como a dentina perto da crista alveolar. Esta zona crítica, aproximadamente 4 mm coronal ao osso da crista e estendendo-se 4 mm apicalmente ao osso da crista, é crucial para a transferência de carga da mesa oclusal para a raiz, e grande parte da PCD é insubstituível. No processo convencional de remoção de cascas, grande parte da PCD é perdida, o que reduz a resistência à fratura do dente. Os endodontistas estavam em busca de uma abordagem mais conservadora que pudesse ajudar na preservação da PCD(48).

Wicher J. van der Meer e colegas, em 2015, descreveram um novo método para localizar um canal radicular obliterado num dente com calcificação do canal pulpar e também para obter acesso ao mesmo sem grande perda da substância dentária. Com a utilização de CBCT, scanners intra-orais, software de planeamento virtual e uma impressora 3D, desenvolveram um modelo com manga integrada que pode guiar a broca até aos 3rd apicais do canal obliterado sem grande perda da estrutura dentária (19). M. S. Zehnder foi o primeiro a usar o termo Endodontia Guiada para esta abordagem de tratamento no seu relato de caso apresentado no ano de 2015 (41). Da mesma forma, relatos de casos que descrevem o uso de guias impressos em 3D para acessar um incisivo maxilar obliterado (Krastl et al. 2016), um molar mandibular (Shi et al. 2017), dens evaginatus tipo V (MenaÁlvarez J et al. 2017) e incisivos mandibulares obliterados (Connert et al. 2018) suportam a utilidade clínica da técnica(18,49-51).

As aplicações cirúrgicas da impressão 3D para EMS foram demonstradas quando guias derivadas de CBCT produziram osteotomias localizadas com maior precisão do que uma técnica tradicional à mão livre num modelo in vitro (Pinsky et al. 2007). Um relato de caso (Liu et al. 2014) descreveu a utilização de um guia impresso em 3D para cirurgia tradicional de extremidade radicular. Strbac et al. (2016) projetaram um stent que define as margens superior e inferior da osteotomia, bem como o local e a angulação da ressecção da raiz, resultando em maior eficiência e precisão clínica, minimizando o risco de perfuração do seio. Patel et al. (2017) demonstraram a utilização de um retractor de tecidos personalizado impresso em 3D para melhorar a visualização e o manuseamento de tecidos moles durante a EMS num incisivo maxilar. Estes artigos sugerem possibilidades interessantes para futuras aplicações criativas da impressão 3D no âmbito do conceito moderno de SGA (52-55).

1947	E.A. Spiegel and H.T. Wycis invented the first stereotactic instruments
1970	Sir Hounsfield introduced the very first computer tomography (CT) imaging device. which he called "computerized axial tomography
1986	Roberts and colleagues developed the concept of frameless stereotaxy or neuronavigation
1999	First guide used for implant surgery
2002	Mucosa supported Surgical guide
2015	Wicher J. van der Meer and colleagues described a new method to locate an obliterated root canal
2015	M. S. Zehnder was first to use the term Guided Endodontics
2016	Strbac et al. designed a stent defining the upper and lower margins of the osteotomy, as well as the root resection site and angulation
2017	Patel et al. demonstrated the use of a 3D printed custom tissue retractor

COMPONENTES DA ENDODONTIA GUIADA

1 CBCT

A tomografia computorizada médica (TC) foi desenvolvida pela primeira vez por Sir Godfrey Hounsfield em 1967 e, desde então, foram feitos muitos avanços em termos de detectores, fontes de feixe e padrões de movimento dos detectores e fontes de feixe. A tomografia computorizada de feixe cónico (CBCT) foi introduzida pela primeira vez na Europa em 1996 e nos Estados Unidos em 2001. Em 1998, Mozzo et al. lançaram as bases para a nova revolução na imagiologia tridimensional (3D), descrevendo como uma máquina de TC volumétrica seria útil para a imagiologia dentária (56,57).

A TCFC gera uma reconstrução volumétrica em 3D da região de interesse e, portanto, tem o potencial de superar as limitações da imagem 2D em várias indicações endodônticas. A tomografia computorizada de feixe cónico facilita a visualização das raízes e dos canais radiculares e, em alguns casos, apresenta mesmo estruturas anatómicas extremamente finas, tais como canais laterais, ramificações, cálculos pulpares, obliterações e fracturas radiculares na região de interesse(58). A TCFC é uma ferramenta precisa para detetar reabsorções radiculares internas e externas, canais perdidos e sistemas endodônticos complexos ou para realizar avaliações de diagnóstico detalhadas e planeamento de tratamento em pacientes com lesões dentárias traumáticas (59-65). A TCFC permite a visualização de dentes e estruturas relacionadas em diferentes planos sem sobreposição de estruturas anatómicas e distorção geométrica(66).

PRINCÍPIO BÁSICO DE FUNCIONAMENTO

A imagiologia por TCFC é realizada utilizando uma gantry rotativa à qual são fixados uma fonte de raios X e um detetor. Uma fonte de radiação ionizante divergente, em forma de pirâmide ou de cone, é dirigida através do centro da área de interesse para um detetor de raios X de área no lado oposto. A fonte de raios X e o detetor rodam em torno de um fulcro de rotação fixado no centro da região de interesse. Durante a rotação, são adquiridas múltiplas (de 150 a mais de 600) imagens de projeção planar sequenciais do campo de visão (FOV) num arco completo, ou por vezes parcial. Este procedimento difere de uma TAC médica tradicional, que utiliza um feixe de raios X em forma de leque numa progressão helicoidal para adquirir cortes de imagem individuais do FOV e, em seguida, empilha os cortes para obter uma representação 3D. Cada corte requer uma digitalização separada e uma reconstrução 2D separada. Uma vez que a exposição da CBCT incorpora todo o FOV, é necessária apenas uma sequência de rotação da gantry para obter dados suficientes para a reconstrução da imagem

PRODUÇÃO DE IMAGENS CBCT:

Os quatro componentes da produção de imagens de CBCT são

1. Configuração de aquisição
2. Deteção de imagens
3. Reconstrução de imagens
4. Apresentação da imagem

Campo de visão (FOV) :

O tamanho do FOV descreve o volume de digitalização de uma determinada máquina de CBCT e depende do tamanho e forma do detetor, da geometria de projeção do feixe e da capacidade de colimar o feixe, que difere de um fabricante para outro. A colimação do feixe limita a exposição dos doentes à radiação ionizante para a ROI e assegura que pode ser selecionado um FOV adequado com base no caso específico.

Com base na altura do volume de varrimento disponível ou selecionado, a utilização de unidades pode ser concebida da seguinte forma (Figura 1):

1. Região localizada (também designada por focada, campo pequeno ou campo limitado): aproximadamente 5 cm ou menos

2. Arco simples: 5-7 cm

3. Interarco: 7-10 cm

4. Maxilofacial: 10-15 cm

5. Craniofacial: superior a 15 cm

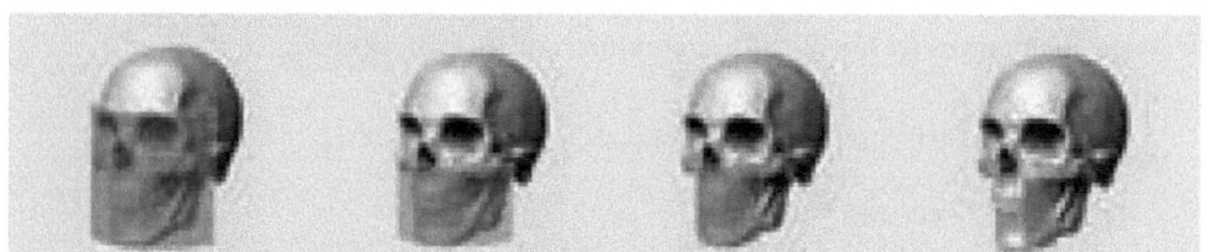

Figura 1: Tipos de CBCT com base na área e no volume selecionados

As unidades de CBCT podem ser classificadas em pequeno, médio e grande volume com base no tamanho do seu FOV. Os equipamentos de CBCT de pequeno volume são utilizados para digitalizar desde um sextante ou um quadrante até apenas um maxilar. Oferecem geralmente uma maior resolução de imagem, porque a dispersão de raios X (ruído) é reduzida à medida que o FOV diminui. O ruído é o nível falso da escala de cinzentos de um único pixel, que influencia a qualidade da imagem gerada. Os aparelhos de TCFC de médio volume são utilizados para digitalizar ambos os maxilares, enquanto os aparelhos de grande FOV permitem a visualização de toda a cabeça, normalmente utilizados no planeamento de tratamentos ortodônticos e de cirurgia ortognática. A principal limitação dos aparelhos de CBCT de grande FOV é o tamanho do campo irradiado. A menos que seja selecionado o tamanho de voxel mais pequeno nos aparelhos de FOV maior, há também uma redução da resolução da imagem em comparação com as radiografias intra-orais ou os aparelhos de TCFC de FOV pequeno com tamanhos de voxel inerentemente pequenos.

Na endodontia, a área de interesse é limitada e os aparelhos de CBCT de pequeno volume são preferidos, porque a dose de radiação para o doente é menor, a resolução espacial é maior e os volumes a interpretar são mais curtos.

Uma vez que o sinal mais precoce de patologia periapical é a descontinuidade da lâmina dura e o alargamento do espaço do ligamento periodontal, é desejável que a resolução óptima de qualquer sistema de imagem de CBCT utilizado em endodontia não exceda 200 μm, que é a largura média do espaço do ligamento periodontal(62).

Formação de imagens de tomografia computorizada de feixe cónico :

O processo de formação da imagem é composto por três fases:

1. Fase de aquisição
2. Fase de reconstrução
3. Apresentação da imagem

Fase de aquisição :

Embora o princípio básico de aquisição seja o mesmo para cada dispositivo de CBCT, são visíveis diferenças importantes quando se comparam os métodos e parâmetros de aquisição

A primeira distinção que pode ser feita é entre exposição pulsada e contínua. Alguns tubos de raios X permitem que a exposição seja pulsada para garantir que não é feita qualquer exposição entre projecções. Vários dispositivos de CBCT utilizam a exposição por impulsos, o que resulta numa grande discrepância entre o tempo de exame (ou seja, o tempo entre a primeira e a última projeção) e o tempo de exposição (ou seja, o tempo cumulativo durante o qual é feita uma exposição). Por exemplo, o tempo total de varrimento pode ser de 20 s, mas cada impulso pode ser de apenas 10 ms (dando um tempo total de exposição de 2 s para um varrimento com 200 projecções). Outros tubos de raios X apenas permitem a exposição contínua, para a qual o tempo total de varrimento e o tempo de exposição são equivalentes. A dose é proporcional ao produto do tempo de exposição e da corrente do tubo (ou seja, ao mAs; ver abaixo). Tanto as abordagens de exposição contínua como por impulsos são susceptíveis aos efeitos do atraso do detetor, mas os sistemas de raios X por impulsos podem apresentar uma melhor resolução espacial devido à redução do efeito de movimento - ou seja, o movimento da gantry durante cada fotograma de exposição/leitura.

A segunda variável é o arco de rotação. Enquanto a maioria dos scanners de CBCT adquirem projecções ao longo de um ângulo de 360° (ou seja, uma rotação completa do tubo e do detetor), uma rotação de 180° mais o ângulo do feixe (ou seja, uma meia rotação) é suficiente para a reconstrução de um FOV completo. Em alguns scanners, é utilizada uma rotação parcial por necessidade, uma vez que não é possível efetuar uma rotação completa devido a obstrução mecânica do arco em C. Outros dispositivos permitem a seleção de uma meia rotação ou de uma rotação completa.

Existem também potenciais implicações dosimétricas e de qualidade de imagem de um arco de varrimento mais curto. Para alguns sistemas, o varrimento mais curto implica um mAs total inferior, pelo que o efeito de uma rotação parcial é semelhante a uma redução do mA ou do tempo de exposição. Nesses casos, a redução na dose de radiação será proporcional ao arco de rotação, com rotações de 180° resultando em uma redução de dose de aproximadamente 50%. No entanto, o ângulo inicial da rotação parcial também tem consequências dosimétricas, devido à distribuição assimétrica dos órgãos radiossensíveis na cabeça e no pescoço. Vários estudos demonstraram a distribuição assimétrica da dose associada a exames em que a fonte de raios X atravessa os aspectos posterior, lateral ou anterior da cabeça. O efeito global tende a ser pequeno (67-70). Uma vez que vários órgãos radiossensíveis se encontram na parte anterior da cabeça, um exame em que a fonte atravessa a parte posterior tem a vantagem óbvia (por exemplo, na dose para a lente do olho) da auto-atenuação pelo crânio e pelo volume volumétrico da cabeça. No entanto, para a TCFC dentária, uma vez que o FOV é tipicamente anterior na cabeça, vários órgãos radiossensíveis (por exemplo, glândulas salivares) são posteriores ao centro do FOV, o que implica que receberiam uma dose mais baixa se o tubo se deslocasse ao longo do lado anterior.

Em termos de qualidade de imagem, uma rotação parcial tende a diminuir a qualidade global da imagem, principalmente visível na quantidade de ruído associada a mAs reduzidos. Dependendo do mA, um protocolo de rotação de 180° pode levar a um aumento ligeiro ou mais pronunciado do ruído em comparação com um protocolo de 360°. A redução da amostragem associada a um exame mais curto também pode resultar numa redução da qualidade da imagem para um exame mais curto (mesmo que o mAs total do exame seja o mesmo).

A dose associada a cada exame é afetada por uma série de parâmetros de exame selecionados pelo utilizador, manualmente ou através de protocolos de exposição predefinidos. Na maioria dos sistemas de CBCT, o kVp é fixo e a corrente do tubo (mA) e o tempo de exposição (s) podem variar consoante a qualidade de imagem pretendida e o tamanho do doente. Na prática atual dos TCFC dentários, isto é normalmente feito manualmente ou através da seleção de protocolos de exposição predefinidos. Utilizando o controlo automático da exposição (AEC), que é normalmente aplicado na TC médica, a exposição é variada antes ou durante o exame automaticamente por um circuito de feedback, dependendo do tamanho do doente e da atenuação, assegurando que não ocorre subexposição ou sobre-exposição. Estão a ser utilizados diferentes tipos de AEC em TC. Uma implementação simples em CBCT dentários determina os mAs com base numa imagem de reconhecimento 2D. Um sinal de detetor mais baixo para a imagem de reconhecimento resulta num mAs mais elevado para o exame de CBCT real e vice-versa. Este tipo de controlo da exposição pode ser alargado através do ajuste da mA durante o próprio exame, variando a mA para cada vista (71-73).

Fase de reconstrução:

Os estudos de imagem de CBCT são construções matemáticas. Estas construções são uma solução poderosa e eficaz para o problema da sobreposição anatómica que se verifica na radiografia de projeção periapical (PA). O processo de reconstrução da TCFC também gera uma série de achados artefactuais que podem imitar a aparência de achados patológicos comuns na radiografia de projeção PA. O processo geral pode ser dividido em 2 etapas: Atenuação e Aproximação.

IAtenuação:

A atenuação (letra grega alfa, α) é frequentemente descrita em termos de modelos físicos de interação fotão-matéria divididos de acordo com os "efeitos", tais como a dispersão coerente, o efeito Compton, o efeito fotoelétrico, a produção de pares e a fotodesintegração. Os diferentes tecidos do corpo atenuam as energias incidentes de forma diferente. Os raios X de baixa energia podem ser absorvidos pelos tecidos moles, enquanto os raios X de alta energia penetram facilmente nos tecidos moles. As energias mais elevadas são atenuadas de forma variável pelas estruturas anatómicas, como o osso, a dentina, o esmalte, os materiais de restauração, como as resinas compostas, e as próteses, como os implantes de titânio. Outros materiais, como as coroas de ouro e as restaurações de amálgama de prata, bloqueiam efetivamente todos os fotões de raios X. Esta atenuação dependente do comprimento de onda e do material resulta em tipos específicos de achados e artefactos nas imagens de TCFC (figura 2).

Se considerarmos a matriz de elementos sensores individuais 2D como uma pilha de linhas unidimensionais (1D), podemos começar a pensar no que qualquer linha individual de elementos sensores regista como o perfil de atenuação dessa fatia específica do doente. Assim, um perfil de atenuação pode ser considerado como uma imagem de uma fatia de espessura ou uma imagem de um pixel de altura.

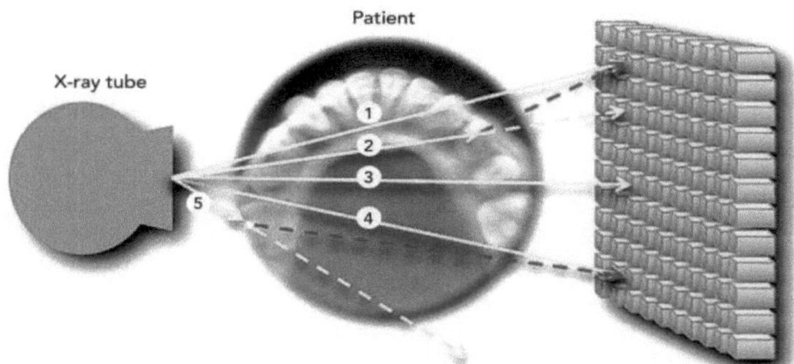

Figura 2: Os fotões dispersos (setas vermelhas a tracejado) atingem o detetor e presume-se que atravessaram as estruturas ao longo do percurso do feixe primário (amarelo sólido). Estes fotões errantes e dispersos criam um artefacto (ruído) que reduz a qualidade da imagem.

2 Aproximação :

As três etapas principais são as seguintes:

1. Uma transformada de Radon dos dados de projeção em bruto, resultando nos sinogramas associados

2. Uma transformada de Fourier dos dados do sinograma da etapa 1

3. Utilização do teorema da projeção de fatias para organizar os dados transformados de Fourier da etapa 2, seguido de uma transformada inversa de Fourier que reconstrói uma aproximação das estruturas projectadas

Transformada de Radon de dados de projeção:

À medida que a cabeça do tubo e o sensor rodam de forma síncrona em torno do doente, os dados de projeção são recolhidos em simultâneo, resultando numa série de projecções de imagens 2D das estruturas atenuantes ao longo do percurso específico nesse ângulo específico. À medida que a gantry roda em torno da área de interesse, cada fila do elemento sensor regista o perfil de atenuação a cada θ graus, o que resulta na transformada de Radon dessa fila - e desse corte histológico específico do doente. Ou seja, o sinograma contém o registo de atenuação do corte histológico específico visto de todos os ângulos. Assim, isso resulta em um sinograma para cada linha do elemento sensor, para um número total de sinogramas dado pelo número de elementos verticais no sensor. É esta pilha de sinogramas, um para cada linha do sensor, que é utilizada para a reconstrução, e não os dados de projeção em bruto que vemos a passar no ecrã à medida que o estudo é adquirido.

Uma transformada de Fourier dos dados do sinograma:

A transformada de Fourier é uma transformação matemática reversível daquilo que nós, humanos, percepcionamos como uma imagem reconhecível. Para o computador, a representação de Fourier da imagem é uma soma de ondas sinusoidais de frequência e amplitude variáveis. Em vez de um valor numérico que codifica o brilho de um pixel numa determinada localização, a localização codifica a frequência da onda sinusoidal e o valor numérico codifica a amplitude dessa onda sinusoidal de frequência específica. Como esta transformação é reversível, podemos manipular os valores de amplitude e frequência no espaço de Fourier e transformá-los inversamente de volta ao domínio espacial. A transformada de Fourier é o segundo passo no processo de reconstrução e é utilizada para transformar as proles de atenuação contidas nos sinogramas na imagem de Fourier (Figura 3).

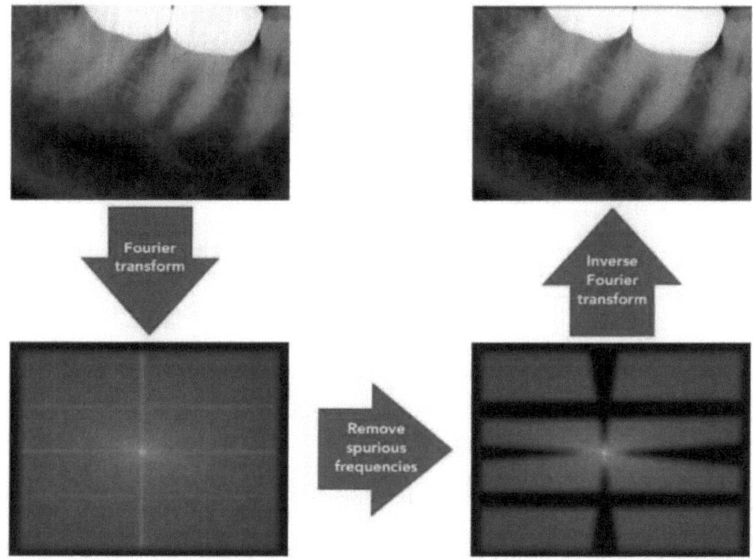

Figura 3: A transformada de Fourier da radiografia PA pode ser vista como tendo fortes linhas horizontais e de frequência que não correspondem a quaisquer estruturas anatómicas naturais. Remoção e atenuação cuidadosas destas frequências espúrias . Remoção e atenuação cuidadosas destas frequências espúrias, deixando intacta a maior parte da informação de frequência original. Um inverso da transformada de Fourier original demonstra uma remoção acentuada das linhas artefactuais e um melhor aspeto visual da imagem. remoção acentuada das linhas artefactuais e um melhor aspeto visual da imagem.

Teorema da fatia de projeção:

Medimos as muitas proles de atenuação 1D em ângulos à volta de um objeto, que são projecções dos cortes histológicos do objeto obtidos durante a exposição. A pilha destes cortes de projeção é representada pelo espaço Radon do objeto. A transformada de Radon

(R2) relaciona o espaço-objeto com os cortes de projeção do espaço de Radon (Figura 4).

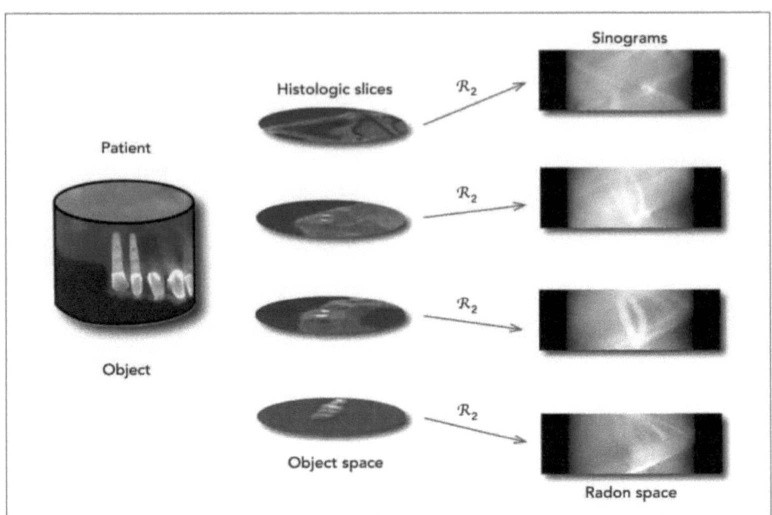

Figura 4: A pilha de cortes de projeção é representada pelo espaço de Radon do objeto. A transformada de Radon (R2) relaciona o espaço do objeto com os cortes de projeção do espaço de Radon.

Utilizaremos a informação angular juntamente com outro teorema muito elegante desenvolvido em radioastronomia pelo Professor Ronald Bracewell da Universidade de Stanford na década de 1950. Bracewell descobriu que "a transformada de Fourier da projeção no ângulo θ é igual à transformada de Fourier 2D do objeto, avaliada na direção θ no espaço da transformada de Fourier" (Hobbie e Roth). Isto é conhecido como o teorema da projeção de fatias. As transformadas de Fourier de um conjunto de projecções em muitos ângulos diferentes fornecem valores que podem ser utilizados para calcular a reconstrução f(x,y).

Quando tivermos a transformada de Fourier 2D do objeto, podemos obter uma reconstrução do objeto f(x,y) utilizando a transformada inversa de Fourier. O teorema do corte de projeção é o teorema que une estas peças e preenche a relação em falta. Dá-nos uma relação para converter os dados do espaço de Radon em dados do espaço de Fourier, com os quais podemos então efetuar uma transformada inversa de Fourier e obter a nossa fatia reconstruída. Para compreender isto graficamente (Figura 5), o teorema da projeção-fatia diz que uma linha num ângulo θ através do espaço de Fourier 2D do objeto é igual à transformada de Fourier 1D da projeção nesse mesmo ângulo θ (lado esquerdo). Em primeiro lugar, recolher dados de projeção de várias centenas de ângulos (como num sinograma), efetuar uma transformada de Fourier 1D em cada projeção individual contida no sinograma e, em seguida, orientar essa projeção no ângulo correto, preenchendo finalmente o espaço de Fourier 2D do objeto a reconstruir. A pilha destas fatias de projeção é representada pelo espaço Radon do objeto. A transformada de Radon (R2) relaciona o espaço do objeto com as fatias de projeção do espaço de Radon. Em seguida, efectua-se uma transformada inversa de Fourier e obtém-se a reconstrução da imagem original.

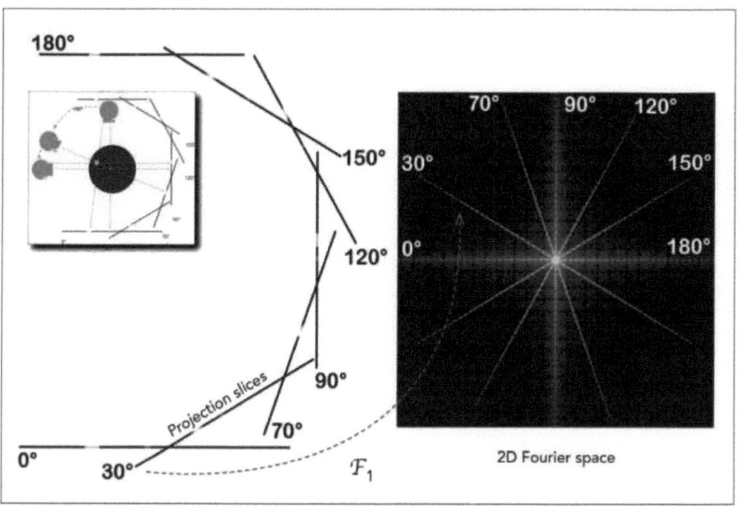

Figura 5: À esquerda: fantoma de dois blocos com a inserção mostrando os sete ângulos de projeção e as proles de atenuação ou cortes de projeção correspondentes. À direita: a transformada de Fourier 2D do fantoma de dois blocos com destaques correspondentes aos sete ângulos da prole de atenuação à esquerda.

Para resumir o teorema do corte de projeção (Figura 6),

Etapa 1: a transformação de Radon dos dados de projeção.

Etapa 2: transformação de Fourier 1D linha a linha dos dados de Radon e reorganização com base no ângulo da projeção

Passo 3: uma transformação de Fourier inversa que recupera o corte axial aproximado.

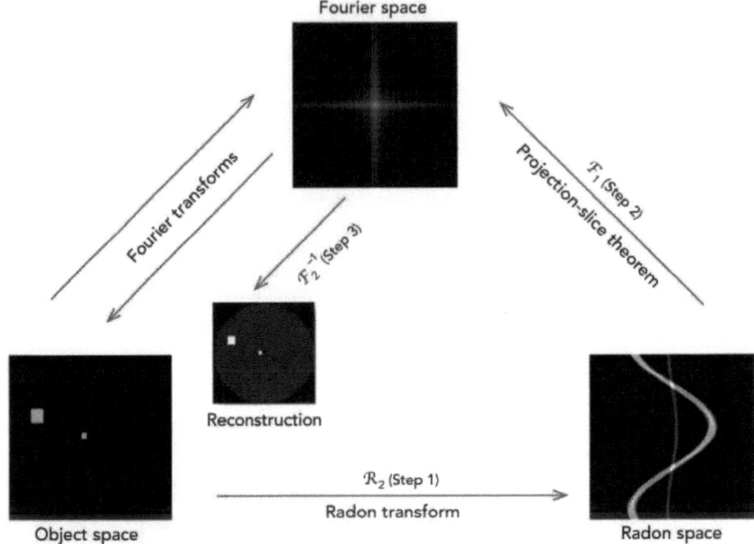

Figura 6: No sentido contrário ao dos ponteiros do relógio, a partir do espaço do objeto. O passo 1 é a transformação de Radon dos dados de projeção. O passo 2 é a transformação de Fourier 1D, linha a linha, dos dados Radon e o rearranjo baseado no ângulo da projeção. O passo 3 é uma transformação de Fourier inversa que recupera o corte axial aproximado.

Apresentação da imagem:

Em termos de otimização, o parâmetro de imagiologia mais simples é o tamanho do FOV, uma vez que FOVs maiores aumentam a dose de radiação para o doente. Além disso, FOVs maiores aumentam a quantidade relativa de radiação dispersa que chega ao detetor, levando a um aumento do ruído e dos artefactos. Por outro lado, os FOV de pequeno diâmetro aumentam o efeito de "tomografia local" ou de truncagem devido à presença de massa assimétrica fora do FOV que afecta os dados de projeção (ou seja, para os ângulos do feixe que passam através da massa em questão). Uma vez que os algoritmos de reconstrução não podem compensar totalmente este efeito, este pode conduzir a várias aberrações de imagem, como sombreamento (ou seja, um gradiente de escurecimento em direção a um lado da imagem) e artefactos de truncagem. No entanto, o efeito de tomografia local afecta principalmente a utilização quantitativa dos valores de cinzento, que, de qualquer modo, não é frequentemente um componente crítico do desempenho do CBCT. Por conseguinte, os FOVs devem ser sempre mantidos tão pequenos quanto possível, cobrindo apenas a região de interesse (74).

Embora o kV e o mAs tenham um efeito global semelhante, existe uma diferença importante entre eles. Ambos os factores, quando aumentados, aumentarão principalmente a dose de radiação e diminuirão o ruído devido ao aumento da quantidade total de raios X emitidos. Por conseguinte, a CNR aumentará. Em termos de otimização, os níveis de kV e mas' devem ser selecionados de acordo com a qualidade de imagem necessária e o tamanho do doente, assegurando que a qualidade da imagem é adequada para uma determinada tarefa de imagiologia com a menor dose possível. No entanto, o efeito do kV é mais complexo, uma vez que também afecta a eficiência de deteção do detetor e a contribuição relativa da dispersão de raios X, entre outros. Uma vez que a quantidade e a natureza das interações dos raios X (absorção e dispersão) varia com a energia dos raios X, tanto o contraste como a dose são afectados. Com níveis de dose fixos, as definições de kV ideais em CBCT dentária dependem da tarefa de imagiologia (por exemplo, visualização de detalhes de alto contraste ou tecidos moles de baixo contraste), embora uma investigação recente num determinado modelo de CBCT tenha indicado que, considerando uma gama de 60-90 kV, um kV maior resulta numa CNR mais elevada com níveis de dose idênticos (75).

Reformatação multiplanar:

Um processo de reconstrução de feixe cónico cria uma matriz 3D que pode ser visualizada como uma série de imagens de secção transversal 2D - vistas axiais, sagitais e coronais (Figura 7). Os planos axiais são uma série de cortes de cima para baixo no volume. Os planos sagitais são uma série de cortes 2D da esquerda para a direita e os planos coronais são uma série de cortes 2D de anterior para posterior. Numa janela de reforma multiplanar (MPR), estas três vistas planares ortogonais estão relacionadas através de linhas de intersecção ou retículos, permitindo uma orientação e navegação simples.

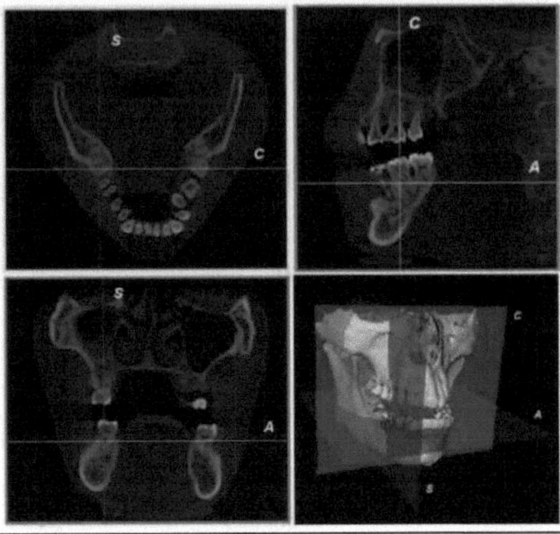

Figura 7: Reformatação multiplanar - imagens de secções transversais - vistas axial, sagital e coronal

Reformatação oblíqua e curva:

Uma vez criadas as imagens volumétricas, para além da reforma multiplanar, a reforma oblíqua permite ao utilizador cortar o FOV em qualquer ângulo. A manipulação para a reforma oblíqua pode ser efectuada rodando a própria imagem ou rodando as linhas de intersecção (bem como desenhando novas linhas) (figura 8). Uma vez que os voxels em planos oblíquos não estão alinhados horizontal ou verticalmente, a reforma oblíqua requer interpolação (74).

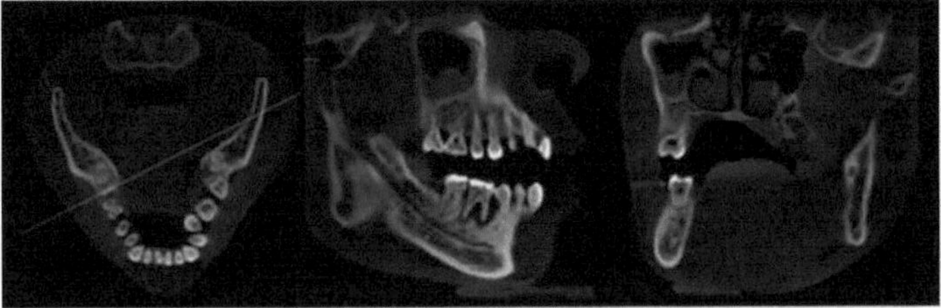

Figura 8: A primeira imagem mostra uma linha horizontal traçada através da região de interesse (região do molar direito) no plano axial. A segunda e a terceira imagem mostram a mesma região no plano axial e sagital com a mesma espessura de corte.

Além disso, a reformação pode ser realizada ao longo de uma curva desenhada manual ou automaticamente. Mais comumente, uma curva panorâmica é desenhada ao longo da arcada dentária para gerar uma série de vistas panorâmicas sintéticas dos dentes e do osso (figura 9). Devido à pequena espessura dessas imagens panorâmicas sintéticas, muitas vezes não é possível visualizar a arcada dentária superior e inferior numa única imagem. Por isso, normalmente é necessário desenhar curvas separadas para as arcadas dentárias superior e inferior. Em alternativa, pode ser calculada uma soma de raios destas vistas panorâmicas sintéticas que se assemelhe a uma imagem obtida a partir de uma radiografia panorâmica.

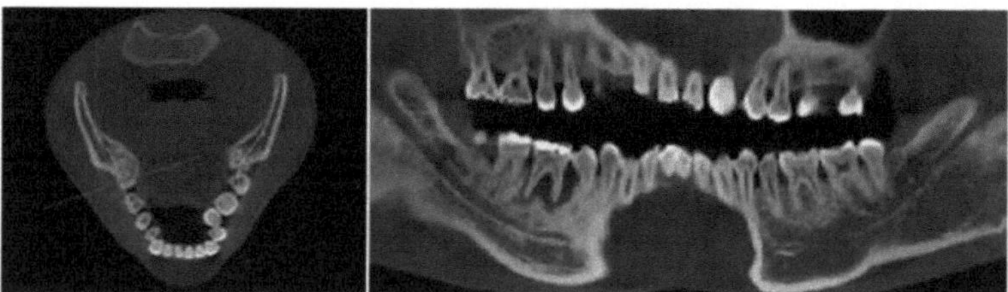

Figura 9: Uma curva panorâmica é desenhada na vista sagital da arcada inferior (lado esquerdo) para obter uma vista panorâmica da arcada inferior. Note-se que não é possível obter a vista panorâmica de ambas as arcadas numa única imagem.

Para além das imagens panorâmicas sintéticas, podem ser obtidas imagens de secções transversais a partir de linhas perpendiculares à curva panorâmica (figura 10)

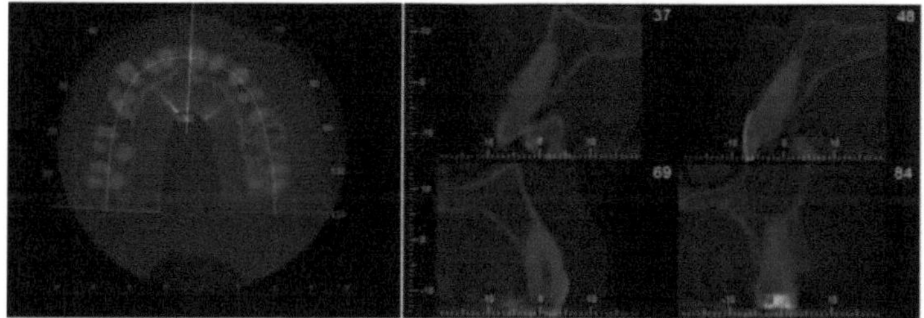

Figura 10: (Lado esquerdo) - Uma linha perpendicular (branca) é desenhada através da linha panorâmica (verde) ao longo da região de interesse (região anterior superior) na vista sagital. (Lado direito) Imagem em corte transversal da mesma região na vista panorâmica.

Outra visualização:

Para além da apresentação de uma série de imagens 2D em planos específicos, podem ser criadas representações 3D. Pode ser feita uma distinção entre renderização de superfície e renderização de volume. A renderização de superfícies (também conhecida como renderização indireta de volumes) é uma técnica que permite transformar os dados da imagem em primitivos geométricos e renderizá-los; pode, portanto, ocorrer alguma perda de informação. Uma classificação das técnicas de renderização de superfícies é a iso-superfície, como o algoritmo dos cubos em marcha, que produz superfícies com o mesmo valor de isosuperfície, ou seja, apresenta apenas a superfície das áreas de suporte. Para simplificar, alguns programas de visualização definiram valores de limiar predefinidos para diferentes estruturas anatómicas. Diferentes valores de limiar resultam em diferentes formas de renderização da superfície 3D; assim, é preciso ter em mente que a renderização 3D é apenas para fins de visualização, não para diagnóstico e análise. O software de visualização pode fornecer uma variedade de qualidades de imagem 3D com tempos de renderização variáveis.

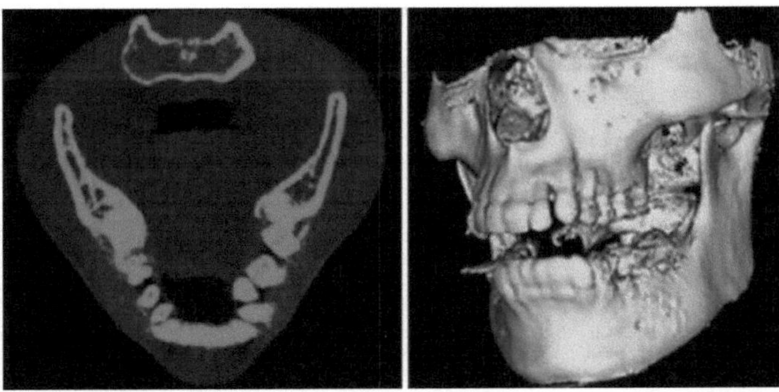

Figura 11 : Renderização da superfície. Pode ver-se que existem discrepâncias no modelo 3D. É de notar que a renderização da superfície serve apenas para efeitos de visualização

Ao contrário da renderização de superfície, a renderização de volume (também conhecida como renderização direta de volume) é uma técnica de visualização que renderiza cada voxel nos dados de volume 3D diretamente, sem conversão geométrica intermédia, pelo que produz uma qualidade de visualização superior à da renderização de superfície (figura 12). Uma técnica popular de renderização de volumes é o ray casting, em que cada raio é lançado do ponto de vista para os dados do volume. Ao longo do percurso do raio, os pontos de amostragem são calculados por interpolação e, em seguida, as cores e opacidades correspondentes são compostas numa cor de pixel final no plano de visualização 2D. As funções de transferência de cor e opacidade podem ser modeladas para materiais diferentes.(76)

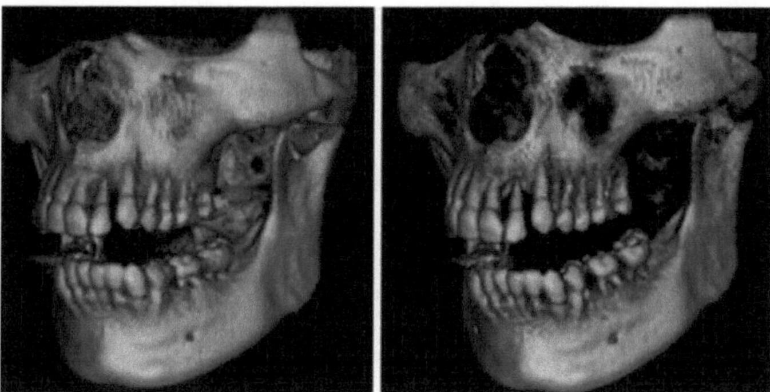

Figura 12 : Renderização do volume

2. IMPRESSÃO DIGITAL

O desenho assistido por computador e o fabrico assistido por computador (CAD/CAM) têm sido utilizados no fabrico de restaurações, especialmente coroas de cerâmica e próteses dentárias fixas (FDPs), desde os anos 80 (77). Os sistemas CAD/CAM são compostos por três partes principais:

- Uma unidade de aquisição de dados, que recolhe os dados da região dos dentes de preparação e das estruturas vizinhas e depois os converte em impressões virtuais (neste momento, é criada uma impressão ótica direta ou indiretamente
- Software para a conceção de restaurações virtuais ancoradas em impressões virtuais e para a configuração de todos os parâmetros de fresagem;
- Um dispositivo de fresagem computorizado para fabricar a restauração com blocos sólidos do material de restauração escolhido (78).

A aquisição de dados é o passo inicial no processo digital e é efectuada com maior precisão diretamente na boca utilizando um sistema de impressão digital, embora também possa ser realizada utilizando um modelo de gesso ou impressão com um scanner de mesa. Os scanners tentam resolver as imprecisões que podem ser encontradas nas técnicas tradicionais, incluindo a imprecisão do silicone elastomérico, a imprecisão do modelo de gesso e o rasgamento das margens (79). Idealmente, os dados digitais seriam capturados diretamente da fonte, em vez de produzir e depois digitalizar um modelo com imprecisões.

Com base no método de digitalização, os sistemas CAD/CAM podem ser divididos em sistemas diretos ou indirectos. O fluxo de trabalho CAD/CAM indireto baseia-se na digitalização do molde de gesso feito a partir de uma impressão convencional; os sistemas indirectos funcionam com scanners de laboratório. O fluxo de trabalho CAD/CAM direto começa com a digitalização dos dentes preparados diretamente com scanners intra-orais. Os sistemas de moldagem digital concentram-se no processo de obtenção de imagens e dependem dos laboratórios dentários para completar o procedimento de desenho e fabrico, enquanto os sistemas de consultório se concentram na integração dos três processos, ou seja, digitalização intra-oral, desenho e fresagem, diretamente no consultório dentário (80).

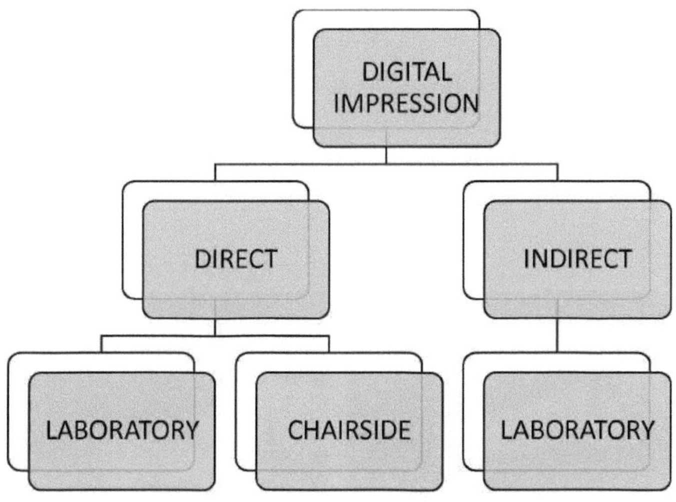

Fluxograma 1: Classificação da impressão digital

SCANNERS INTRA-ORAIS

Impressão direta significa tirar uma impressão digital intra-oral diretamente dos dentes preparados e não preparados através de um scanner intra-oral. Os scanners intra-orais utilizam luz e sensores para reproduzir a topografia da área de interesse. A informação é captada num computador de secretária autónomo ou num computador portátil e pode entrar num fluxo de trabalho tradicional através de um modelo dentário impresso ou fresado (figura 13). Uma vantagem distinta é o facto de estes modelos poderem ser montados através de uma mordida digitalizada do doente em oclusão, o que elimina o erro humano do processo de montagem.

Também pode ser utilizado digitalmente através de um ficheiro de computador de estereolitografia (.stl). Todos os ficheiros informáticos têm uma extensão, e os scanners digitais guardam ficheiros com a extensão .stl. Este ficheiro .stl é um ficheiro normalizado que pode ser lido e modificado. Uma vez no formato .stl, os dados são muito portáteis através da Internet e podem ser utilizados para criar restaurações dentárias. Existem vários sistemas de impressão digital atualmente no mercado, todos com caraterísticas únicas. Segue-se uma descrição muito breve de vários desses sistemas e do seu funcionamento.

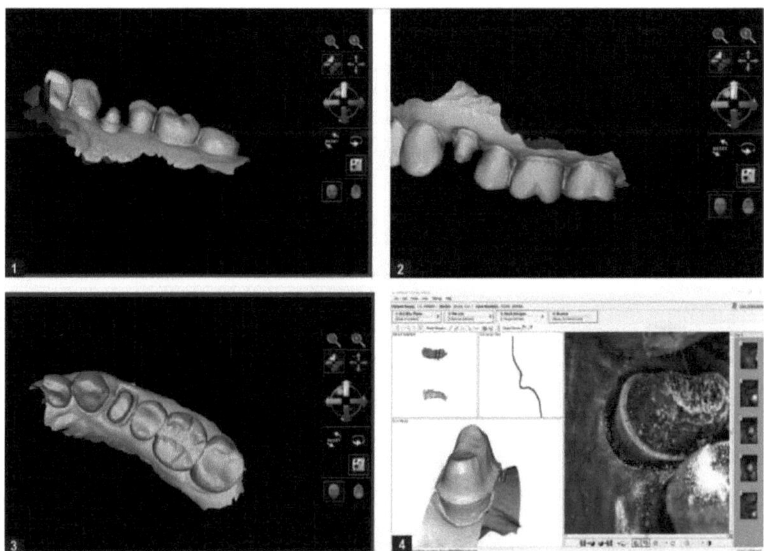

Figura 13 : Imagem digitalizada de um dente preparado utilizando um scanner intra-oral

CS 3500 da Carestream Dental: Este é um scanner intra-oral sem pó que fornece imagens 2D e 3D a cores tirando uma série rápida de fotografias que são depois unidas por um algoritmo de computador para acelerar a aquisição de imagens (figura 14). A impressão renderizada a cores adquirida pode ser enviada para o laboratório através de um ficheiro .stl aberto, ou pode ser utilizada para desenhar e fabricar uma restauração com o software de desenho e a fresadora da Carestream.

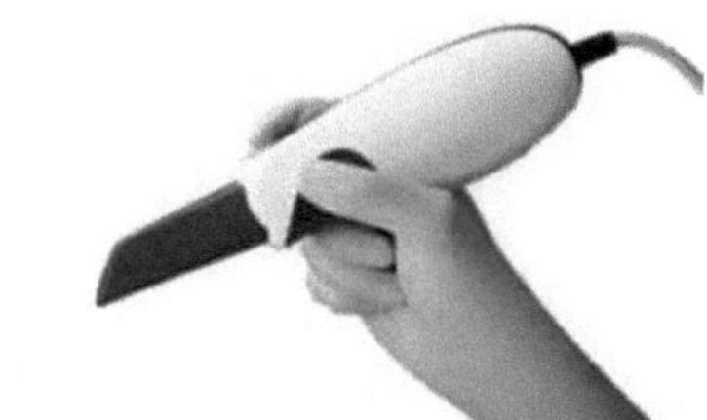

Figura 14: CS 3500 da Carestream Dental

CEREC AC com Omnicam da Dentsply Sirona: Este sistema utiliza a fotocolagem contínua para produzir uma imagem 3D com renderização a cores sem pó. Normalmente, é utilizado como um sistema CAD/CAM onde as restaurações são projectadas e fresadas utilizando o software e a unidade de fresagem que o acompanha (figura 15). Utiliza uma arquitetura fechada; por conseguinte, o software da Sirona é necessário para a manipulação de dados.

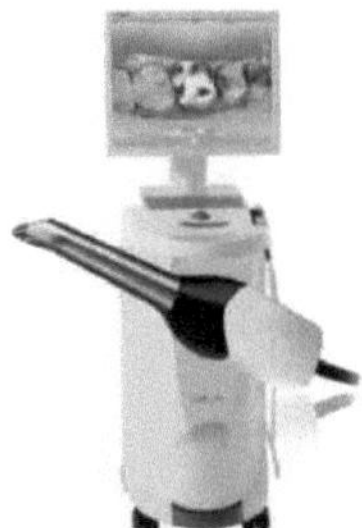

Figura 15 : CEREC AC com Omnicam da Dentsply Sirona **iTero® Element™ da Align Technology, Inc**: Este sistema utiliza a tecnologia de imagem confocal paralela para captar uma imagem 3D com renderização a cores. Permite a costura contínua das imagens que são adquiridas para produzir uma imagem a cores sem a utilização de pó (figura 16). Os ficheiros podem ser exportados em formato open. stl ou podem ser utilizados para fabricar modelos dentários em poliuretano.

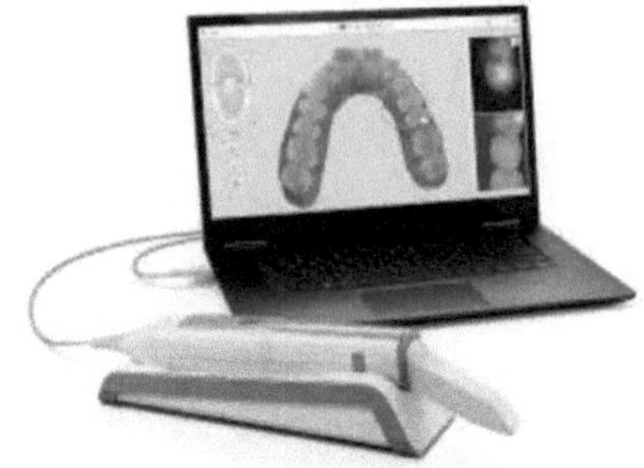

Figura 16: iTero® Element™ da Align Technology, Inc

Planmeca PlanScan™ da E4D Technologies: Este é um sistema de impressão digital sem pó com renderização de cor opcional que utiliza a tecnologia de fluxo de laser azul para produzir imagens 3D (figura 17). As impressões digitais podem ser exportadas através de open. stl ou utilizadas para fabricar restaurações com o software de desenho e a unidade de fresagem proprietários da E4D.

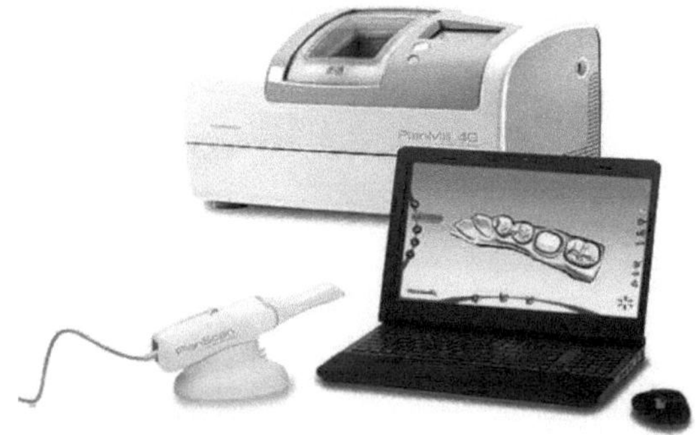

Figura 17 : Planmeca PlanScan™ da E4D Technologies

TRIOS® 3 da 3Shape: Este sistema é um dispositivo de moldagem sem pó e com reprodução de cores que utiliza tecnologia de digitalização ótica ultra-rápida. Detecta automaticamente a cor dos dentes adjacentes, pelo que é capaz de fazer sugestões de correspondência de cores (figura 18). As imagens podem ser exportadas através do ficheiro open.stl ou processadas através de software de desenho, incluindo o Dental System da 3Shape.

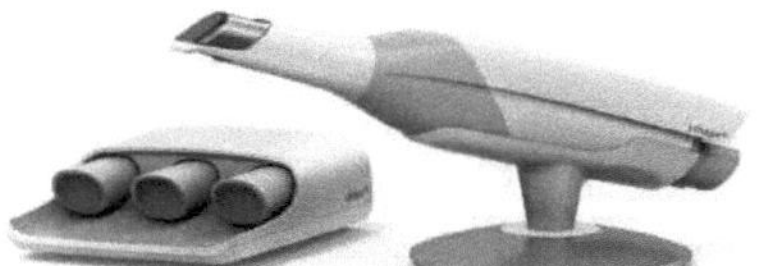

Figura 18 : TRIOS® 3 da 3Shape

3M™ True Definition Scanner da 3M ESPE Dental: Este scanner, com a varinha mais pequena atualmente disponível no mercado, utiliza luz LED azul e imagens de vídeo para produzir um modelo de vídeo em tempo real da condição intra-oral, capturando 20 imagens 3D por segundo. Requer uma ligeira pulverização de pó de óxido de titânio, o que melhora a velocidade de captura da imagem. Uma vez captada a imagem, esta pode ser visualizada no ecrã em 3D com os óculos fornecidos. Produz um ficheiro .stl aberto, ou podem ser fabricados modelos impressos (81).

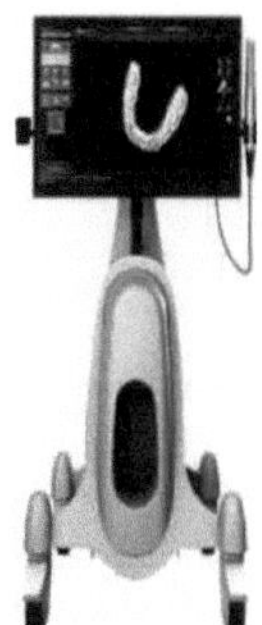

Figura 19: Scanner 3M™ True Definition da 3M ESPE Dental

SCANNERS EXTRA-ORAIS

Os scanners de laboratório são utilizados para digitalizar modelos de gesso feitos a partir de impressões convencionais. Os scanners laboratoriais extra-orais são tácteis ou ópticos. Os scanners tácteis, também conhecidos como scanners de contacto, captam detalhes da superfície através do contacto mecânico entre uma unidade de deteção e o objeto a ser digitalizado. Os scanners ópticos, também conhecidos como scanners sem contacto, captam imagens 3D utilizando tecnologias laser ou de luz estruturada (82).

Os scanners de contacto são altamente precisos mas muito lentos, porque é necessário um contacto mecânico entre uma sonda em movimento e toda a superfície de um modelo. Embora atualmente sejam raramente utilizados na prática laboratorial, continuam a ser necessários para algumas indicações especiais em implantes.

Os scanners ópticos utilizam algum tipo de onda electromagnética, normalmente luz, para detetar os detalhes da superfície do modelo. Estes scanners são muito rápidos, mas as caraterísticas da superfície podem afetar a luz emitida. Superfícies muito brilhantes e a refração de superfícies translúcidas podem alterar a medição.

Existem diferentes scanners extra-orais sem contacto: scanners de luz estruturada, scanners de luz laser e scanners de microscopia confocal (83).

Estruturado projecta um padrão de luz (linhas ou uma malha) no objeto. De acordo com a forma da superfície digitalizada, o padrão de luz será distorcido - os detectores captam a imagem e o computador calcula a morfologia do objeto. Estes scanners utilizam uma determinada cor de luz e, para obter os melhores resultados, são scanners de caixa fechada para eliminar as perturbações causadas pela luz ambiente.

Os scanners de luz laser funcionam através da projeção de um ponto de luz ou linha de laser no objeto e registam a sua posição com um conjunto de câmaras para triangular a posição tridimensional do ponto (84).

Os scanners de microscopia confocal são um subtipo de scanners de luz estruturada ou scanners laser. Baseiam-se numa técnica ótica utilizada para aumentar a resolução e o contraste através da utilização de um ponto de iluminação pinhole espacial muito pequeno para eliminar a luz desfocada (83).

Alguns dos scanners extra-orais mais utilizados são os seguintes

Straumann CARES Scan CS2: É um scanner de laboratório e é o componente de hardware central do sistema CAD/CAM Straumann CARES. As digitalizações exactas (que são o primeiro passo do fluxo de trabalho CAD/CAM) são obtidas utilizando tecnologia laser 3D avançada. Os modelos principais e os modelos seccionados também podem ser digitalizados com o Straumann CARES Scan CS2 num curto espaço de tempo (30 s para modelos principais e 3 min para matrizes individuais). A calibração não é necessária no laboratório, porque a tecnologia laser está calibrada para toda a vida devido a uma unidade de medição ótica montada de forma fixa numa placa móvel. Este scanner de tipo caixa fechada é compatível com o software Straumann CARES Visual e com o processo de fresagem Straumann CARES. O scanner de laboratório funciona com dez eixos móveis para digitalizar modelos ou moldes e utiliza vários ângulos de digitalização (de 35° a 75°). A altura máxima do molde é de 22,3 mm, a altura máxima do mordente é de 30 mm e a precisão de medição é de 10 µm. O pacote de entrega inclui o scanner, a caixa do computador, a caixa do monitor e o kit de acessórios.

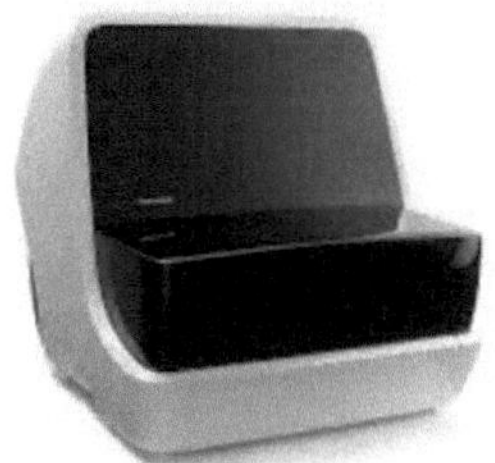

Figura 20 : Straumann CARES Scan CS2

Identica Hybrid: É um scanner de laboratório produzido pela Medit (Medit Company, Seul, Coreia). O Identica Hybrid utiliza a tecnologia de digitalização de câmara tripla, que ajuda a melhorar a qualidade e a precisão dos dados digitalizados e é capaz de digitalizar a cores. Pode digitalizar moldes ou impressões de gesso com a mesma precisão em ambos. O Identica Hybrid possui um braço de impressão de 3 eixos que ajuda a digitalizar automaticamente os dois lados da impressão. Este é o modo de digitalização de impressão dupla automática, que permite digitalizar a impressão num só passo. No método convencional, o técnico só pode digitalizar separadamente os moldes e matrizes de gesso superior e inferior. O Identica Hybrid tem um método especial, que permite digitalizar os moldes e as matrizes em conjunto. O técnico dentário pode digitalizar um modelo completo, vários moldes em conjunto ou até oito moldes separadamente. A arcada completa pode ser digitalizada em 16 s, 41 s são suficientes para digitalizar oito moldes e o tempo de processamento é de 11 s. Utilizando a tecnologia de digitalização de luz LED azul, o Identica Hybrid pode captar digitalizações da mais alta qualidade com uma exatidão de 7 µm, de acordo com as normas internacionais e industriais de exatidão e precisão. O Identica Hybrid é compatível com vários tipos de articuladores, tais como Artex, Sam, Kavo. A nova atualização do software Identica (v2.0) é codificada por cores, o que facilita a sua utilização. A área de digitalização é de 80 × 60 × 60 (mm) e as dimensões do instrumento são de 290 × 290 × 342 (mm). O scanner é distribuído em mais de 60 países.

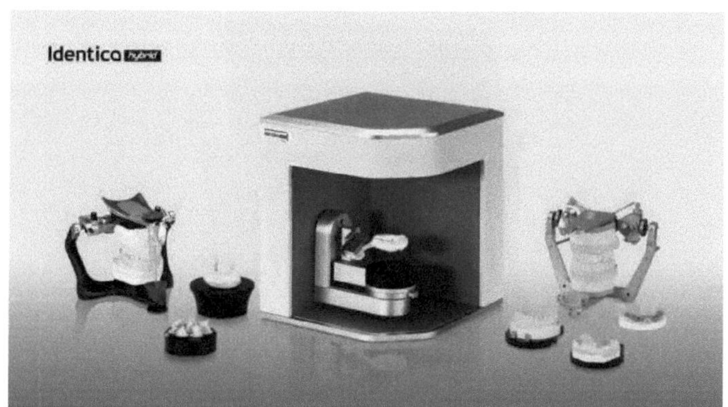

Figura 21: Identica Hybrid

3Shape D2000: O 3Shape D2000 é um scanner de secretária de laboratório de caixa fechada. Funciona com tecnologia LED azul multilinha. Quatro câmaras de 5 MP captam os dados de modelos e moldes de forma rápida, precisa e com cores reais. Não é necessário seccionar os moldes. Existe a possibilidade de digitalizar simultaneamente os modelos de ambos os mordentes. Esta opção acelera o fluxo de trabalho normal e pode ser uma alternativa que poupa tempo aos laboratórios dentários. A tecnologia Auto-Occlusion torna-o mais rápido do que outros scanners de secretária. Este scanner extra-oral também é capaz de digitalizar impressões convencionais com resultados altamente precisos. O software de digitalização pode inverter instantaneamente a digitalização da impressão. As digitalizações são guardadas como STL aberto padrão da indústria. De acordo com a norma ISO 12836, o scanner pode atingir uma precisão de 5 µm para coroas e pontes e de 8 µm para barras de implantes. Uma digitalização da arcada completa demora 25 s, enquanto o tempo de digitalização das matrizes varia entre 15 e 19 s.(1)

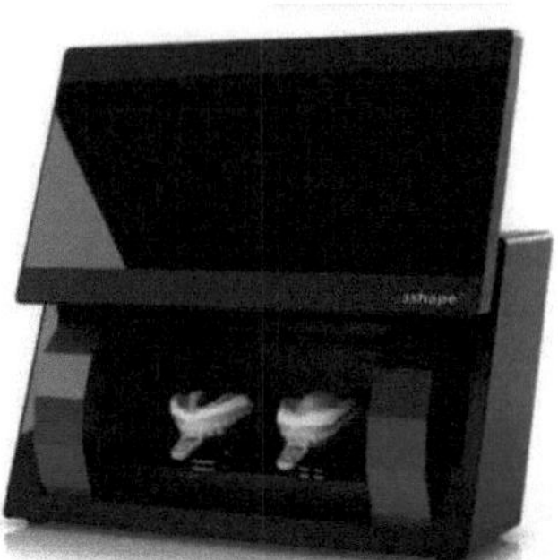

Figura 22 : 3Shape D2000

ARQUITECTURA ABERTA vs FECHADA

Os sistemas CAD/CAM podem ser divididos em dois tipos com base na capacidade de partilha de dados digitais: abertos e fechados. Os sistemas fechados oferecem todos os procedimentos CAD/CAM, incluindo aquisição de dados, desenho virtual e fabrico de restaurações. Todas as etapas estão integradas num único sistema. Não existe permutabilidade entre sistemas diferentes. Os sistemas abertos permitem a adoção de dados digitais originais por outro software CAD e dispositivos CAM. A capacidade de utilizar ficheiros DICOM (Digital Imaging and Communication in Medicine) com uma variedade de sistemas CAD/CAM é uma das principais vantagens do sistema aberto. Isto permite a sobreposição de imagens adquiridas a partir do CBCT com as imagens adquiridas a partir das imagens do scanner intra-oral/extra-oral para planear o tratamento em localizações anatómicas exactas. Nestes sistemas abertos, os dados são convertidos para um ficheiro STL antes do CAD e CAM. Os ficheiros STL podem ser utilizados no fabrico local ou para impressão em laboratórios distantes (85).

ESTRATÉGIA DE ANÁLISE

A estratégia de digitalização é o caminho que a varinha do scanner toma enquanto o utilizador capta a condição intra-oral. Foi demonstrado que esta trajetória afecta a veracidade dos dados adquiridos. A estratégia de varrimento pode variar entre fabricantes e tecnologias; assim, é crucial aprender a melhor estratégia de varrimento para cada scanner. Ender e Mehl mostraram que não seguir a estratégia de digitalização do fabricante causou alterações significativas na veracidade de um objeto digitalizado. Ao digitalizar objectos, o scanner procura formas familiares para saber como construir uma imagem. Na boca, as superfícies vestibular e lingual têm formas semelhantes que dificultam a orientação do scanner. Uma coisa que o pó faz é aplicar uma topografia única às superfícies dos dentes, tornando mais fácil para os scanners perceberem onde se encontram no espaço, acelerando assim a aquisição de imagens.

Uma das estratégias de digitalização mais comuns é começar pela oclusal, regressar à palatina e voltar à vestibular. Isto permite ao scanner ver partes de todas as três superfícies no primeiro trajeto e construir a imagem adicionando os dados adquiridos na palatina e na face (86). Estudos demonstraram que este método é o mais exato. Outros scanners podem ter uma estratégia que dita adicionalmente a pulsação perto e longe da superfície a ser digitalizada. A digitalização de uma arcada completa também tem estratégias de digitalização específicas; digitalizar um sextante de cada vez e depois passar para o seguinte com a mesma estratégia de digitalização em cada sextante. Embora estes conceitos não constituam um desafio, é importante perceber como obter a informação mais exacta de cada scanner. Este é um conceito mais recente, pelo que é importante consultar o fabricante para compreender as suas recomendações (87).

3. SOFTWARE DE IMAGIOLOGIA DIGITAL/ CAD

A qualidade da imagem da TCFC é determinada pelas caraterísticas do tomógrafo (o aparelho), configurações de aquisição, estabilidade do paciente e pelo software de aquisição e execução das imagens. No diagnóstico da microanatomia endodôntica, é mais importante priorizar a aquisição de imagens utilizando tomógrafos de alta resolução e melhor ponto focal do que os equipamentos capazes de adquirir grandes volumes e registrar áreas maiores. A quantidade e a densidade dos materiais presentes na boca do paciente também podem influenciar na qualidade da imagem, pois materiais densos podem produzir artefatos que se sobrepõem a detalhes essenciais. Este inconveniente causado pelos artefactos pode ser minimizado através da utilização de software de imagem avançado. Softwares como o e-Vol DX (CDT Software, São José dos Campos, Brasil) podem receber o arquivo padrão de aquisição de imagens gerado pela maioria dos tomógrafos, o DICOM (Digital Imaging and Communications in Medicine), e aplicar filtros de redução de artefatos (BAR - Blooming Artifact Reduction), filtros para ampliação das imagens dos canais radiculares preservando os detalhes (ACI - Accessory Canal Identification/Navigation); além de técnicas de reconstrução 3D capazes de gerar imagens fotorrealistas (Cinematic Rendering). Essas ferramentas que aumentam a qualidade da imagem da TCFC melhoram a capacidade de diagnóstico e, consequentemente, impactam positivamente na tomada de decisão clínica (88,89).

O software de planeamento digital foi também fundamental para o avanço da endodontia digital no desenvolvimento de guias aplicadas à nossa área. O software de planeamento digital importa ficheiros DICOM de exames de CBCT e utiliza-os como parâmetros para delinear guias com ferramentas de desenho assistido por computador (CAD - Computer-Aided Design). Na modelação das guias, o software de planeamento digital atual necessita de sincronizar o ficheiro DICOM com o ficheiro digital de um modelo da arcada do paciente em formato STL (Standard Tesselation Language). O modelo digital é obtido com equipamento de digitalização intra-oral (20).

Os dados volumétricos (formato DICOM) das tomografias CBCT são adquiridos por sistemas de planeamento virtual 3D que utilizam software especializado para converter os dados para o formato de ficheiro Standard Tessellation Language (STL) que representa a forma da superfície 3D virtual (90,91). Os dados de imagens 3D de digitalizações ópticas de modelos intra-orais/gesso, existentes em formato STL, também são adquiridos por sistemas de planeamento virtual 3D. Utilizando software especializado, os conjuntos de dados STL da CBCT e do modelo intra-oral/gesso correspondente são combinados para eliminar os artefactos de estrias e vazios causados por restaurações metálicas através do alinhamento preciso de pontos de referência anatómicos, como as coroas (41,91). A imagem 3D resultante gerada por computador é depois editada com software de desenho assistido por computador (CAD) ou de planeamento de implantes para criar uma planta do objeto impresso em 3D(92,93). O desenho finalizado é então cortado digitalmente e exportado para uma impressora 3D para fabrico.

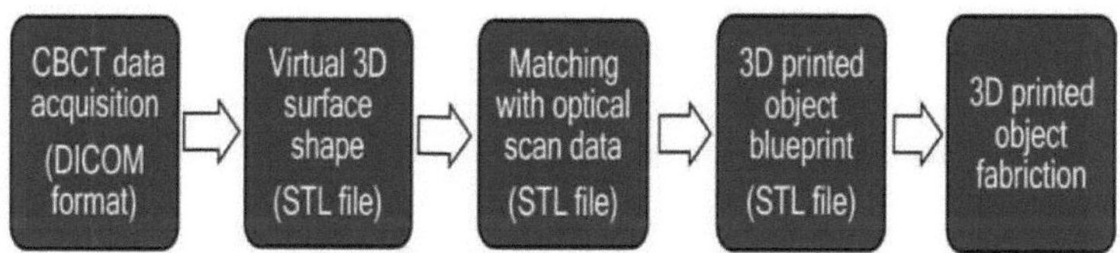

Fluxograma 2: Fluxo de trabalho do software de imagiologia digital

Como a endodontia guiada evoluiu a partir da implantologia guiada, o software de planeamento para implantologia tem sido utilizado para o planeamento de guias endodônticas. A maioria dos fabricantes de scanners de CBCT fornece software para planeamento de implantes: Impla Station (ProDigiDent, Miami, EUA), Implant Studio (3shape, Copenhaga, Dinamarca). Atualmente, apenas alguns fabricantes desenvolveram software exclusivamente para endodontia: SICATEndo. Se o médico não tiver o software adequado para o planeamento virtual da endodontia guiada, o planeamento virtual pode ser subcontratado. Após a aprovação do médico, a guia pode ser efectuada em conformidade. Vários softwares e sistemas, como o coDiagnostiX®, DDS pro, Blueskybio, AIS Acteon e o sistema 2Ingis, são populares para o planeamento de endoguias.

O coDiagnostiX® é um software de conceção de guias da Dental Wings GmbH, uma empresa do grupo Straumann. Foi desenvolvido principalmente para o planeamento de implantes, mas também pode ser utilizado para a conceção de endoguias

O 2Ingis é um sistema de guia estático sem mangas. Foi originalmente concebido para a colocação de implantes dentários. A orientação da perfuração é obtida através de um movimento linear da cabeça do contra-ângulo que desliza através de duas calhas incorporadas na matriz de perfuração impressa em 3D. O planeamento e a conceção do tratamento no software são efectuados pela própria empresa 2Ingis. O médico tem de partilhar os dados da CBCT e a digitalização de superfície com a empresa. Após a verificação e validação da trajetória de perfuração virtual pelo médico, é concebida digitalmente uma guia endodôntica utilizando o software SMOP (Swissmeda, Baar, Suíça). Este guia endodôntico sem mangas tem um design de estrutura aberta que permite uma irrigação abundante e evita a geração de calor. Schnutenhaus S et al. registaram um desvio médio do ângulo de 2,85° com este sistema, que é mais preciso do que as guias convencionais com mangas (94,95).

4. IMPRESSÃO 3D / CÂMARA

A alternativa ao fabrico subtrativo na etapa CAM do fluxo de trabalho dentário é a técnica de fabrico aditivo (impressão 3D). O fabrico aditivo é definido pela American Society for Testing and Materials (ASTM) como "o processo de juntar materiais para criar objectos a partir de dados de modelos 3D, normalmente camada sobre camada, em oposição às metodologias de fabrico subtrativo" (96).

Os objectos impressos em 3D (modelos e guias) são fabricados utilizando técnicas de fabrico aditivo, que envolvem a cura selectiva ou a ligação de material em camadas verticais sucessivas que se fundem numa plataforma ascendente/descendente. Podem ser criados objectos precisos com formas geometricamente complexas e variações na forma da secção transversal, densidade, cor e/ou propriedades mecânicas. O pós-processamento é normalmente necessário para o refinamento final do objeto impresso em 3D e pode envolver uma cura adicional, o reforço e/ou a remoção de suportes (97,98).

A tecnologia de impressão 3D (técnica de estereolitografia) permite a produção de guias endodônticas. O desenho tridimensional da guia desenvolvido pelo software de planeamento digital também é exportado em formato STL. Antes da impressão 3D, o STL planeado tem de ser preparado para transformar o ficheiro STL da guia numa sequência de várias camadas ou fatias. Quanto menor for a espessura das fatias, maior será a fiabilidade da guia impressa; por outro lado, mais tempo será gasto no processo de impressão (21).

As aplicações dentárias de impressão 3D adoptam uma ou mais das seguintes classificações de tipo técnico comum: aparelho de estereolitografia (SLA), modelação por deposição fundida (FDM), impressão MultiJet (MJP), impressão PolyJet, impressão ColorJet (CJP), processamento digital de luz (DLP) e sinterização selectiva por laser (SLS), também conhecida como fusão selectiva por laser (SLM) (99,100).

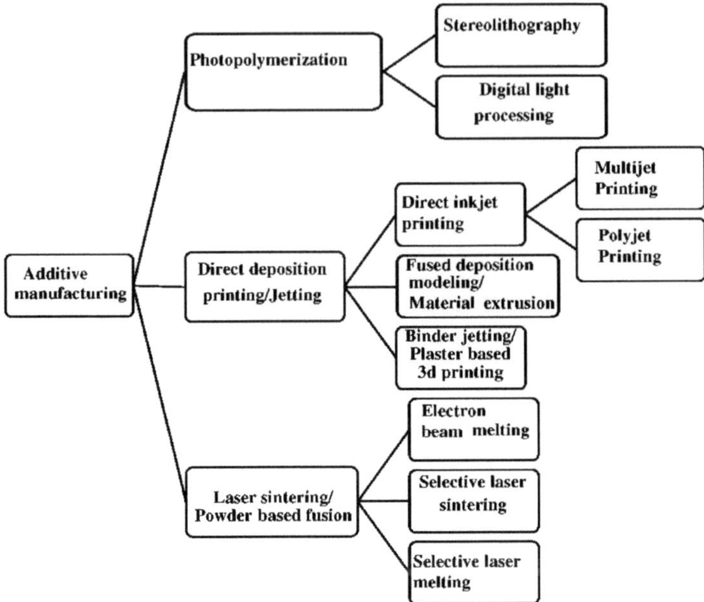

Fluxograma 3: Representa a classificação das técnicas de fabrico aditivo

FOTOPOLIMERIZAÇÃO

Estereolitografia (SLG): A SLA baseia-se numa polimerização controlada dimensionalmente de uma pasta cerâmica revestida com resina fotossensível contida numa cuba. Um feixe de laser controlado por computador, luz ultravioleta (UV) ou projeção de luz digital (DLP) é utilizado para iluminar a superfície da pasta num padrão ditado pela forma do objeto. Consequentemente, a primeira camada de resina iluminada solidifica e adere à plataforma de construção. A plataforma de construção desce sequencialmente para a cuba e é novamente revestida com outra camada de pasta, seguida de fotopolimerização. A peça verde formada como resultado é submetida a um processo de debinding para queimar o polímero de resina curado, seguido da sinterização da cerâmica (figura 23). A SLA tem sido utilizada para o fabrico de modelos específicos de pacientes, guias cirúrgicos, implantes e próteses maxilofaciais personalizados, bases de dentaduras, alinhadores transparentes, protectores bucais, restaurações provisórias e todas as restaurações de cerâmica (101,102).

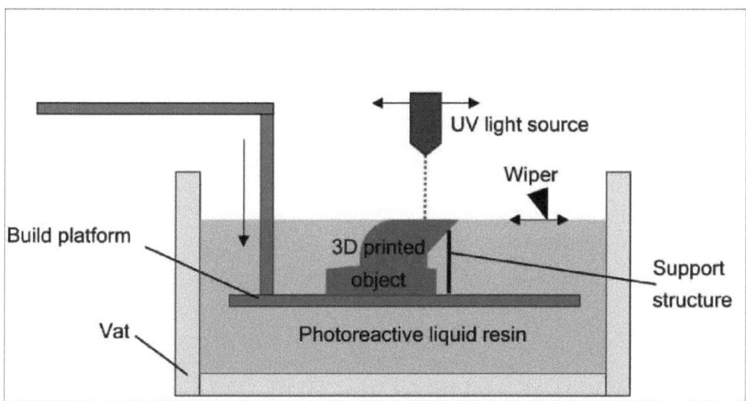

Figura 23 : Fabrico em camadas de um objeto impresso em 3D utilizando SLG. A camada superficial da resina líquida fotoreactiva é curada por um feixe de luz UV em movimento. Depois de a primeira camada estar curada, a plataforma de construção desce e um raspador refresca a resina líquida fotorreactiva sobre a camada curada para permitir a cura e a fusão da camada subsequente. As camadas salientes são suportadas por estruturas de suporte pré-montadas

Processamento digital de luz (DLP), que é semelhante ao SLG, exceto que utiliza um Digital Micromirror Device™ (Texas Instruments, Dallas, TX, EUA) para projetar uma imagem UV transversal em vez de um feixe móvel(93). As partículas de cerâmica são misturadas numa resina de ligação, que é depois polimerizada pelo processo de impressão. Após a limpeza, a peça verde é então colocada num forno e sinterizada para gerar o produto final. A química das resinas utilizadas e os foto-iniciadores envolvidos são analisados por Ligon SC et al (103).

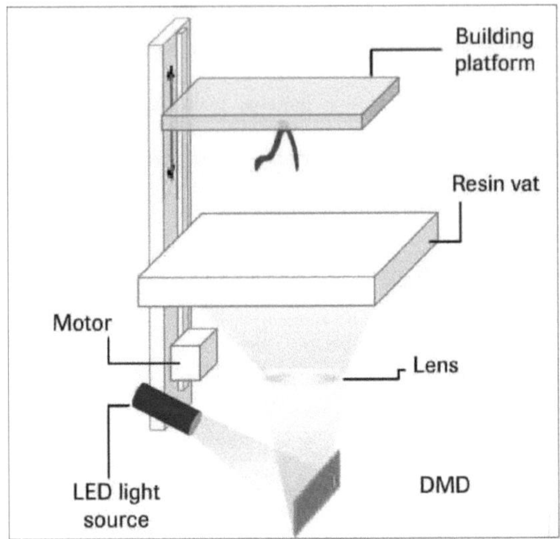

Figura 24 : Sistema de processamento digital de luz

IMPRESSÃO POR DEPOSIÇÃO DIRECTA/JACTO DE TINTA

Neste tipo de impressão, o material é extrudido a partir de um bocal e solidifica imediatamente ou é injetado um aglutinante/cola sobre o pó que depois solidifica. Em alternativa, a pasta de material pode ser extrudida e cada camada curada por ultravioleta.

Jato de tinta direto

A DIP baseia-se na deposição em camadas de suspensões (gotículas) através de bicos de impressão numa plataforma de construção.(104) Existem atualmente três mecanismos que são utilizados nos geradores de gotículas comerciais necessários para a impressão por jato de tinta. Estes mecanismos podem ser convenientemente classificados como impressão a jato de tinta contínua (CIJ), impressão a jato de tinta gota a gota (DOD) e impressão a jato de tinta eletrostática

(EIJ). Há dois processos envolvidos na formação de um objeto 3d através do jato de tinta direto: Primeiro, as gotas adjacentes coalescem para formar um objeto contínuo; segundo, o objeto transforma-se de líquido em sólido. O segundo processo, a solidificação, pode ocorrer pela evaporação de um solvente ou por uma mudança de fase do líquido; a mudança de fase pode ocorrer por arrefecimento até uma temperatura de solidificação, gelificação induzida pela perda de solvente ou polimerização induzida por um agente externo, como a temperatura ou a radiação. Alguns dos sistemas de impressão por jato de tinta direto habitualmente utilizados são discutidos a seguir (105).

a) **Modelação por jato múltiplo (MJM):** Envolve a projeção de gotículas de resina fotoreactiva, que são posicionadas com precisão utilizando placas de deflexão de carga e depois curadas com luz UV. O material de suporte é simultaneamente ejectado através de um bocal acessório (figura 25). Podem ser criados objectos complexos impressos em 3D com vários materiais e várias cores

(97,98).

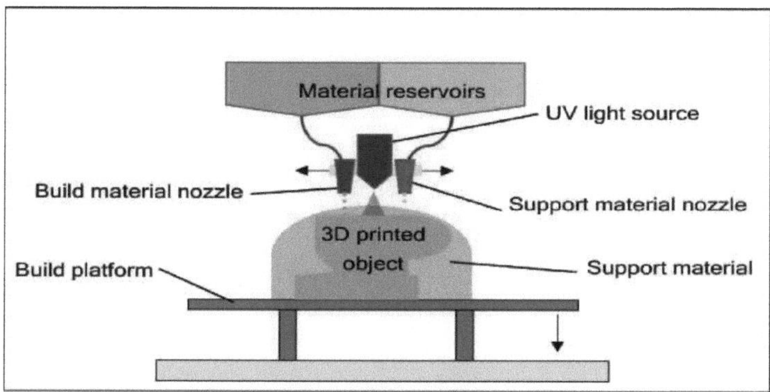

Figura 25: Fabrico de um objeto impresso em 3D utilizando o sistema MJM. A resina líquida fotoreactiva, sob a forma de gotículas, é ejectada de um bocal para uma plataforma de construção e rapidamente curada por luz UV. Simultaneamente, o material de suporte é

ejectado de um bocal secundário e a plataforma desce à medida que o objeto impresso em 3D é criado.

a) **Impressão PolyJet (PJP)**: É realizada através do jato de materiais de fotopolímero de última geração em camadas ultra-finas de 16 μm num tabuleiro de construção, camada a camada, até o modelo estar concluído. Cada camada de fotopolímero é curada por luz UV imediatamente após ser injectada, produzindo modelos totalmente curados que podem ser manuseados e utilizados imediatamente sem pós-cura. É utilizado um material de suporte semelhante a gel, especialmente concebido para manter geometrias complicadas e que é facilmente removido à mão e com jato de água (figura 26). De facto, existe pouca diferença entre os métodos MJP e PolyJet.

A impressão PolyJet pode utilizar uma variedade de materiais, incluindo um material semelhante à borracha, e a sua fase de pós-processamento é mais curta e mais simples. Atualmente, esta técnica consome muito tempo e, por conseguinte, é demasiado dispendiosa para ser utilizada em aplicações cirúrgicas (106,107).

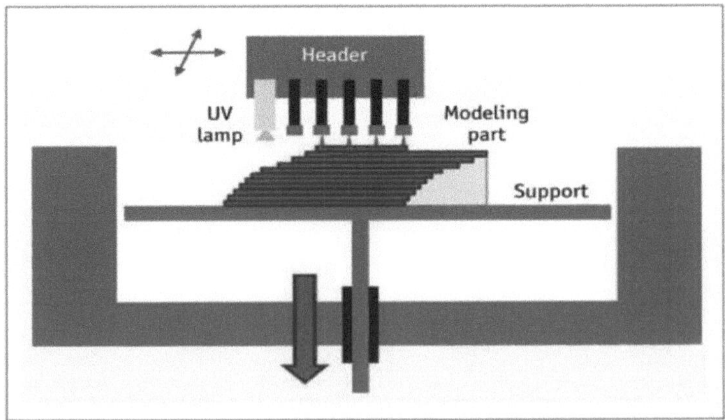

Figura 26: Injeção de materiais de fotopolímero em camadas ultra-finas de 16 μm no tabuleiro de construção coberto com material de suporte, camada a camada, até o modelo

estar concluído. Cada camada é imediatamente fotopolimerizada com luz UV.

Impressão 3D à base de gesso (PBP) : Utiliza uma cabeça de impressão para dispersar seletivamente o aglutinante líquido na camada superficial de um leito de material em pó. Um rolo ou lâmina espalha então uma camada de material em pó para a ligação da camada seguinte. Podem ser criados objectos 3DP coloridos com saliências e propriedades elastoméricas (figura 27); no entanto, a precisão, o acabamento e a resistência são fracos. Assim, após o fabrico, é necessário reforçar com cera, selar com cianoacrilato, infiltrar com uma resina epoxi ou sinterizar (108).

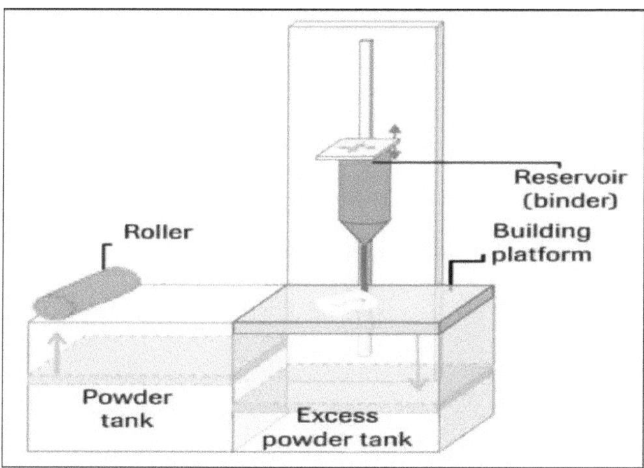

Figura 27 : A cabeça de impressão dispersa seletivamente o aglutinante líquido na camada superficial de um leito de material em pó. Um rolo ou lâmina espalha então uma camada de material em pó para a ligação da camada seguinte.

Modelação por deposição fundida (FDM):

É uma técnica em que um material termoplástico é extrudido através do bocal de impressão e é normalmente utilizado para modelação. É a tecnologia de AM mais utilizada atualmente. A tecnologia foi fundada por Scott Trump no final dos anos 80 e registada pela sua empresa Stratasys no início dos anos 90.6 O material de impressão apresenta-se normalmente sob a forma de filamentos enrolados numa bobina. As ceras e os polímeros são os substratos normalmente utilizados nas impressoras FDM. Para criar um objeto, os filamentos de impressão e de suporte têm de passar por um bocal aquecido para serem extrudidos, camada a camada, numa plataforma de construção que se move no eixo z. O bocal move-se nas direcções x e y para desenhar a forma de cada camada transversal, e o material endurece imediatamente após ser extrudido do bocal (figura 28). Tem sido utilizada para o fabrico de modelos dentários, bem como de guias e modelos cirúrgicos.(109,110) As impressoras FDM são de baixo custo no que respeita ao material e aos sistemas de impressão. Para além disso, o manuseamento do sistema é bastante fácil. No entanto, a deposição camada a camada resulta em linhas visíveis no objeto, que só podem ser removidas por pós-processamento. Devido ao método de deposição, os objectos impressos em FDM têm propriedades físicas diferentes, dependendo da orientação das camadas.

Por conseguinte, a orientação da impressão é de grande importância e tem de ser ajustada à aplicação da peça (111).

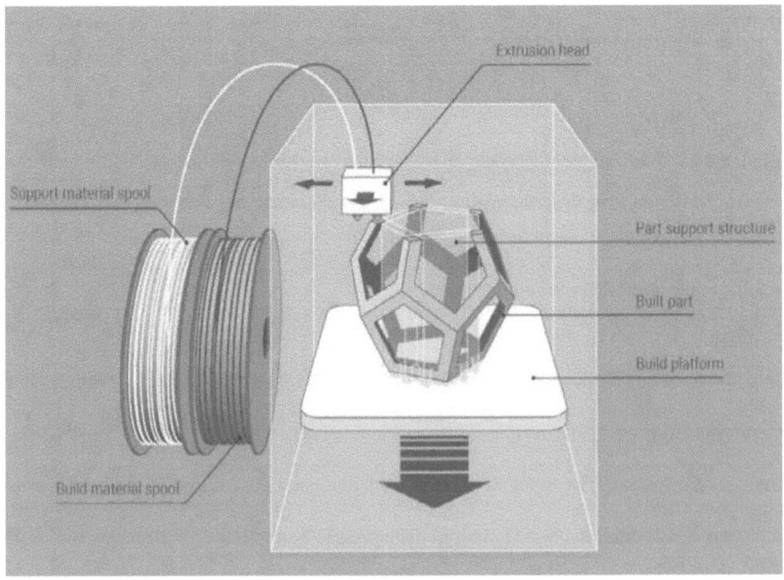

Figura 28 : O material de impressão e de suporte é extrudido através da cabeça do bocal de extrusão que se desloca no eixo Z, enquanto a plataforma de construção se desloca nos eixos X e Y, de acordo com os requisitos do objeto a fabricar.

SINTERIZAÇÃO A LASER/ FUSÃO À BASE DE PÓ

Fusão por feixe de electrões (EBM): A EBM utiliza um feixe de electrões como fonte de energia e, por conseguinte, necessita de vácuo. Utiliza rolos para espalhar o substrato em pó na plataforma de construção a partir de um reservatório. Em seguida, é utilizado um laser ou um feixe de electrões para fundir seletivamente as partículas de pó, de acordo com a configuração da secção transversal do ficheiro CAD que está a ser produzido. A plataforma de construção desce em função da espessura da camada impressa e o processo repete-se para várias camadas até o objeto estar concluído (figura 29) (112,113).

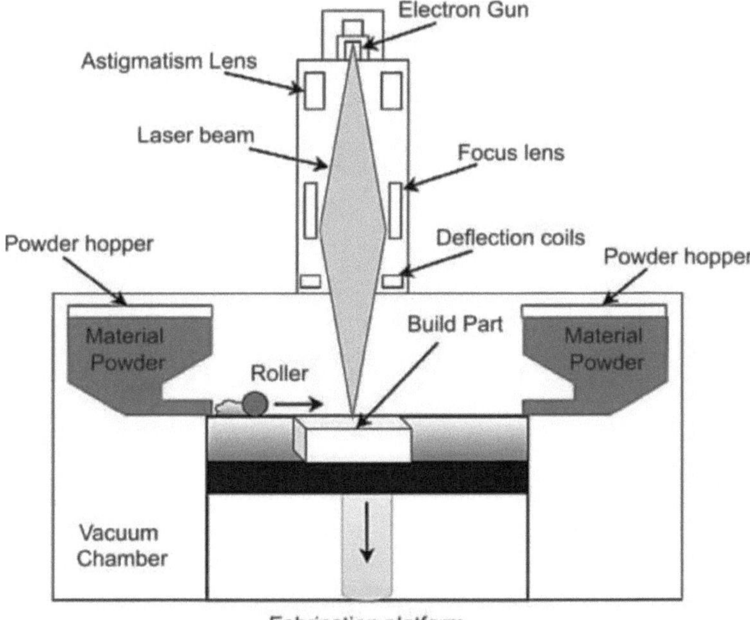

Figura 29 : O feixe de electrões funde o pó disperso na plataforma construída, que é depois reabastecido por um rolo enquanto a plataforma desce após a conclusão de cada camada.

Sinterização selectiva por laser (SLS) : O mecanismo é semelhante ao da EBM. No processo SLS, as camadas são construídas sequencialmente através da fusão de partículas de pó utilizando um feixe de laser de CO2 que traça um caminho num leito de pó com base no desenho CAD pretendido. Em cada camada, o laser eleva a temperatura até ao ponto de fusão, o que funde as partículas de pó. O processo é repetido até o objeto estar concluído(114). A impressão SLS é utilizada para fabricar objectos metálicos através da sinterização direta de metal a laser (DMLS)(100).

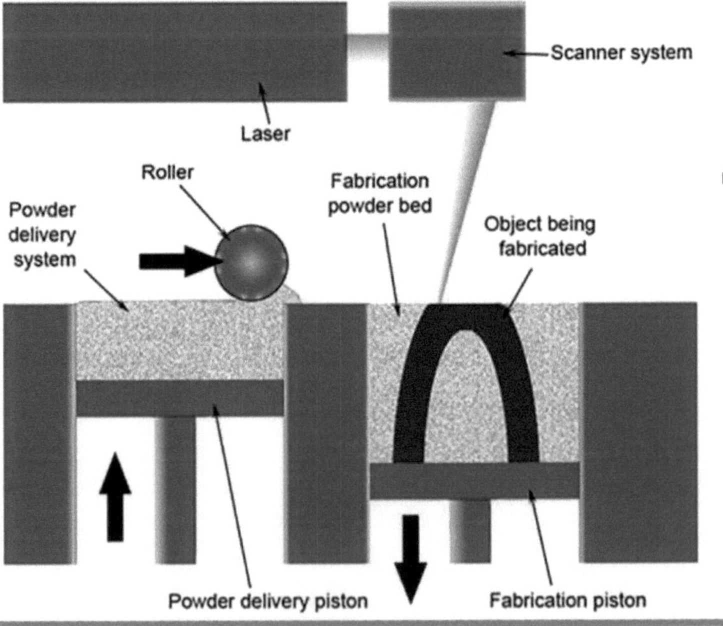

Figura 30: Sinterização selectiva por laser

Fusão selectiva a laser (SLM): A SLM utiliza um feixe de laser de alta energia focalizado. O princípio de funcionamento é semelhante ao da SLS. A SLM, por outro lado, baseia-se na fusão do pó em vez da sua sinterização. Podem ser utilizados vários materiais com a SLM, tais como cerâmicas, polímeros e metais, enquanto a DMLS é utilizada para sinterizar partículas de metal.

PREPARAÇÃO DE CAVIDADES POR ACESSO GUIADO

ABORDAGEM NÃO CIRÚRGICA GUIADA POR ESTÁTICA PARA CANAIS CALCIFICADOS DE DENTES ANTERIORES

Os canais calcificados representam um risco de preparação da cavidade de acesso demasiado extensa, de alinhamento incorreto da cavidade de acesso com o risco de perfuração da raiz, bem como de fratura dos instrumentos do canal radicular durante a preparação do canal. A Avaliação de Casos da Associação Americana de Endodontistas (AAE) coloca estes casos na categoria de alta dificuldade. (115) No final da década de 1980 e na década de 1990, foram desenvolvidas as tecnologias de desenho assistido por computador/fabricação assistida por computador (CAD/CAM) e de impressão tridimensional (3D) (98). Desde a sua introdução na medicina dentária, a TCFC oferece novas possibilidades de diagnóstico e tratamento. A TCFC é frequentemente utilizada no campo da implantologia oral para o planeamento tridimensional, bem como para orientar a cirurgia de implantes utilizando modelos (116). Mais recentemente, a construção de guias foi introduzida na endodontia para a negociação de canais radiculares calcificados. É vital dar o mérito a Buchgreitz et al. que foi o primeiro a demonstrar que os princípios de acesso guiado, agora conhecidos como "endodontia guiada", eram precisos para serem utilizados in vivo (117).

ETAPAS DA PREPARAÇÃO DA CAVIDADE DE ACESSO GUIADO

Para uma panorâmica exacta da guia endodôntica, devem ser definidos parâmetros para a panorâmica virtual, brocas, casquilhos e impressão 3D. Os passos básicos para a endodontia guiada são os seguintes:

1. **Digitalização CBCT do dente envolvido**

Obter um exame de TCFC com um campo de visão limitado e uma resolução elevada. É necessário efetuar o exame com o mínimo de movimento do doente, o mínimo de artefactos e a mínima espessura de corte e parâmetros de exposição padrão. É necessário certificar-se de que o dente tem uma superfície sólida e lisa durante o exame, para que a guia possa assentar corretamente sobre ele (91).

2. O exame da superfície

É necessário registar os pormenores da superfície do dente e das superfícies dos tecidos moles. A digitalização da arcada dentária pode ser feita diretamente na cadeira, se estiver disponível um scanner intra-oral, ou indiretamente, digitalizando um modelo feito após uma impressão (figura 31). A digitalização tem de abranger pelo menos um quadrante da arcada dentária para garantir um suporte estável para a guia (118).

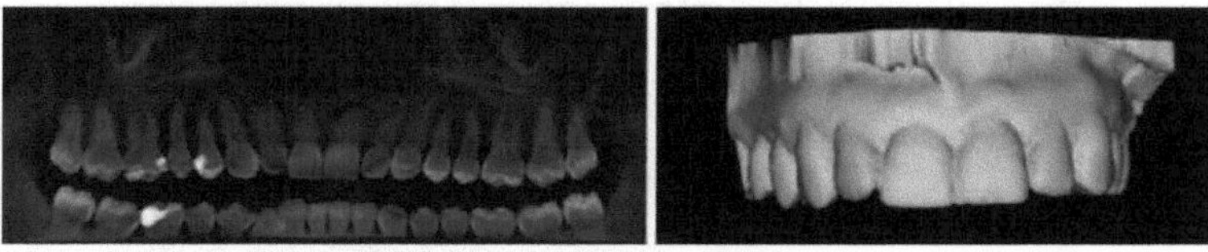

Figura 31 : CBCT (dados DICOM) e digitalização de superfície (ficheiro STL) do paciente

3. Fundir o exame de CBCT e o exame de superfície com um software

O software tem de ser compatível com o software de digitalização de CBCT. Muitos fabricantes afirmam que o seu sistema funciona como código aberto sem problemas, mas é preferível ver os sistemas a funcionar em conjunto antes de efetuar qualquer investimento. A forma mais segura e fácil é permitir que o scanner de TCFC e o scanner de superfície sejam do mesmo fabricante, mas muitas vezes o scanner de TCFC ou o scanner de superfície são comprados para outros fins que não os procedimentos de implantes guiados ou a endodontia guiada. A sobreposição dos dados da TCFC e do scanner de superfície é muito importante para a exatidão e o ajuste da guia. Neste processo, são marcados 3-6 pontos ou marcos de referência em ambos os ficheiros de digitalização e, em seguida, o software funde automaticamente ambas as digitalizações (figura 34). A fusão das digitalizações é efectuada no software, aproximando as duas digitalizações uma da outra e colocando as marcas nos pontos correspondentes. Avaliar a sobreposição de imagens para um planeamento preciso (figura 33). No controlo da imagem fundida, verifica-se que nem a broca virtual nem a manga tocam na digitalização de superfície. É sempre possível verificar se os dados foram fundidos corretamente ou não em cada secção DICOM. Se houver algum erro, pode rectificá-lo movendo o ficheiro STL em movimentos de tradução e rotação. Quando estiver concluído, pode começar a planear (119).

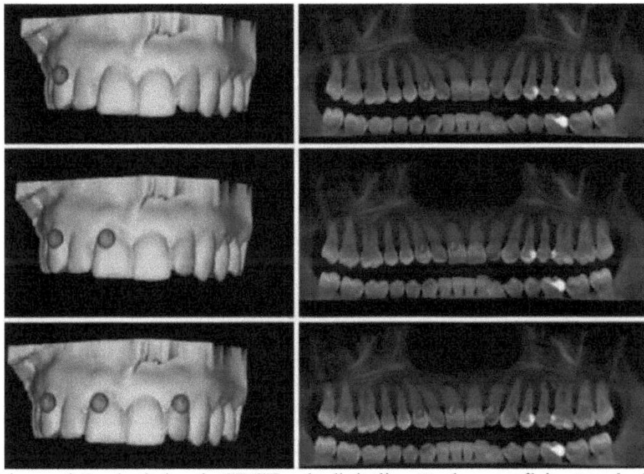

Figura 32: Sobreposição de dados de CBCT e de digitalização de superfície através da marcação de três pontos em ambos.

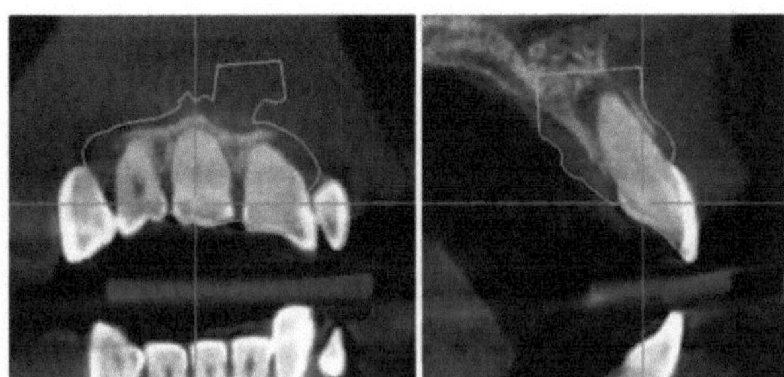

Figura 33: Avaliação da sobreposição de dados. A linha amarela mostra o varrimento da superfície

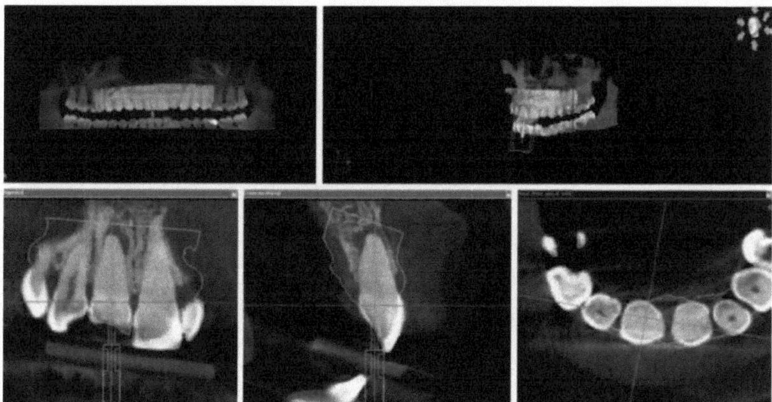

Figura 34: A imagem combinada. A digitalização da superfície está marcada a amarelo na vista panorâmica e a linha amarela nas vistas tangencial, transversal e axial.

4. Conceção do guia endodôntico

Traçar o canal: Em primeiro lugar, é necessário localizar os canais calcificados num exame. Na maioria das vezes, podemos sempre ver o traço de radiolucência pulpar presente, o que ajuda a guiá-lo no traçado de todos os canais. É sempre fácil traçar e selecionar casos para endodontia guiada em dentes anteriores onde, na maioria das vezes, não existe curvatura. Para os canais com curvatura, o acesso guiado pode ser efectuado apenas até à primeira curvatura. Se o canal não for visível mesmo no exame de CBCT, a lei da centralidade do canal deve ser seguida durante o planeamento.

Criação de uma trajetória de perfuração virtual: Com base no exame de TCFC, pode ser planeada uma trajetória de perfuração virtual com a ajuda de um software adequado. Como muitos softwares não são personalizados para o planeamento do tratamento endodôntico, podem ser utilizados softwares de implantes e brocas virtuais. Depois de traçar os canais, vá para a biblioteca de implantes ou brocas do software, dependendo do software e das instruções do fabricante. Coloque um implante ou uma broca fina (diâmetro de 1,00 mm ou inferior) que imite uma broca endodôntica desde a ponta até ao ápice. Alinhar o trajeto da broca ao longo do trajeto do canal e manter a centralidade dentro da raiz. Os seguintes pontos devem ser considerados ao planear o trajeto da broca virtual para a guia endodôntica. O trajeto da broca deve estender-se desde um ponto de entrada na superfície incisal ou oclusal do dente até um ponto alvo onde se presume existir um espaço pulpar. Dependendo do software, são possíveis diferentes procedimentos, mas os seguintes pontos gerais têm de ser decididos:

1. O ponto de destino
2. O ângulo da trajetória da broca (que determina o ponto de entrada) em três dimensões
3. O diâmetro do berbequim.

O ponto alvo: O ponto alvo deve ser colocado na primeira parte visível do espaço do canal pulpar. Se existir uma patose apical, pode presumir-se que existe um espaço do canal pulpar com restos de tecido pulpar infetado necrótico, mesmo que não seja visível nem na radiografia nem no exame de TCFC. A razão pode ser o diâmetro do canal pulpar, que é menor do que a resolução da radiografia e o tamanho do voxel do exame de TCFC. A vista axial do CBCT pode ser utilizada nestes casos em que os restos do canal radicular se encontram no centro da periferia da raiz. Isto aplica-se apenas a dentes com um único canal radicular. Se a periferia da raiz tiver concavidades, reflectindo a presença de estruturas de separação, pode presumir-se que a raiz tem mais do que um canal.

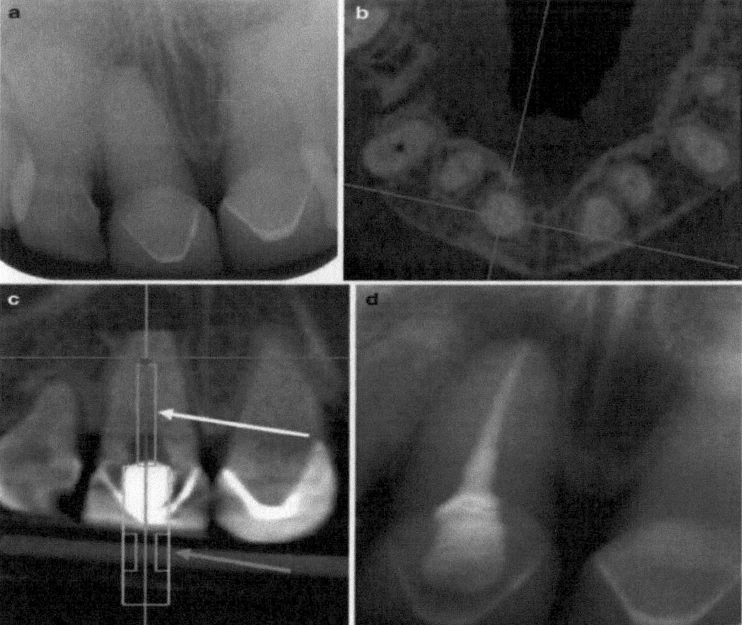

Figura 35: (a) Uma radiografia do dente nº 8 com uma patose apical. Não há espaço visível do canal radicular nem na radiografia nem na TCFC. A patose apical é um sinal de tecido pulpar remanescente no espaço pulpar.

(b) O espaço pulpar está localizado no centro da vista axial da raiz, ou seja, no longo eixo da raiz, mesmo que não seja visto na vista axial nem na vista tangencial.

(c) A trajetória de perfuração virtual (seta branca) que atinge o ponto alvo (ponto vermelho). A parte amarela é a manga virtual (seta laranja).

(d) A obturação final do canal radicular

O ângulo do trajeto: O ângulo ideal do trajeto virtual assegura que o trajeto da broca se mantém no eixo da raiz desde o ponto alvo até ao ponto de entrada e que a perfuração atinge assim o espaço do canal radicular, se possível antes do ponto alvo. Se o canal não puder ser explorado, a broca permanecerá no eixo da raiz, reduzindo assim o risco de perfurações, mesmo que seja necessário perfurar para além do ponto alvo. Muitas vezes, um trajeto de broca colocado no eixo de um incisivo interfere com o bordo incisal e, como resultado, a perfuração danifica o dente sem necessidade (figura 36 a&b). Nestes casos, o ângulo da trajetória de perfuração pode ser alterado através da inclinação da trajetória de perfuração virtual. Mas, ao mesmo tempo, é necessário ter mais cuidado: não perfurar sobre o ponto-alvo.

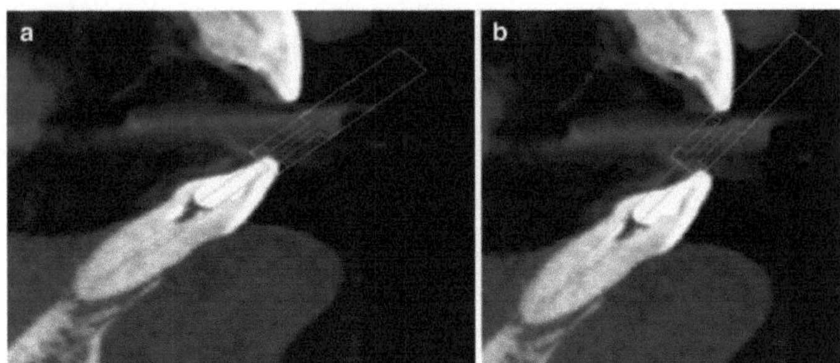

Figura 36: (a) Um trajeto de broca na linha central do dente envolverá o bordo incisal. **(b)** O trajeto da broca virtual pode ser inclinado para evitar o bordo incisal.

O diâmetro da broca: O diâmetro da broca tem de ser suficientemente grande para evitar que a broca se dobre durante a utilização. Pelo contrário, como o orifício da broca enfraquece o dente, existe um limite máximo de tamanho da broca, dependendo da substância dentária remanescente e do tamanho do dente. Para garantir que o diâmetro é utilizável no dente, a maioria das marcas de software permite efetuar uma vista de corte rotativa em torno do eixo do percurso virtual da broca. Desta forma, é possível assegurar que a trajetória da broca deixa dentina suficiente, mesmo nas concavidades da raiz. Para o tratamento endodôntico não cirúrgico, o diâmetro recomendado da broca é de 1,00 mm ou menos. Uma vez determinados os parâmetros acima referidos, podemos utilizar esses diâmetros e projetar a guia sobre a superfície do dente.

5. Seleção de mangas

Quando o alvo, o ângulo e o diâmetro da broca são decididos, é adicionada uma manga virtual ao exame. Para a seleção da manga, existem três parâmetros importantes.

Tipo de manga inerte : Existem dois tipos de inserções de manga

1. Inserções de mangas de fixação manual (chave de perfuração)

2. Inserções de buchas de fixação de broca (bucha de guia)

O casquilho de fixação manual não proporciona uma boa estabilidade, o que pode levar a uma perfuração imprecisa. Os casquilhos de guia são recomendados para tratamentos endodônticos (120).

Diâmetro interno da manga: O diâmetro interno da manga corresponde ao diâmetro da broca escolhido. O diâmetro interno recomendado deve ser 0,1 mm maior do que o diâmetro da broca. Se o diâmetro da broca virtual for de 1,0 mm, o diâmetro interior da manga metálica deverá ser de 1,1 mm.

Diâmetro exterior da manga: Deve ser, no mínimo, 0,1 mm superior ao diâmetro interior para garantir a estabilidade. É necessário determinar o diâmetro exterior, uma vez que temos de prever esse espaço na conceção da guia. Também depende do tipo de impressora 3D, das definições da impressora e da resina utilizada para o fabrico da guia.

Altura do casquilho: O aumento da altura do casquilho reduz o desvio apical e coronal da broca e melhora também a angulação da broca. A altura recomendada do casquilho para o tratamento endodôntico é de 5-7 mm. Para dentes posteriores, devido à falta de distância inter-oclusal, pode ser reduzida (121).

6. Procedimento clínico

Antes de iniciar o procedimento clínico, deve ser selecionado o armamentário adequado. Uma limitação prática da endodontia guiada é a disponibilidade limitada de armamento no mercado. A SICAT Endo (Dentsply Sirona Inc., Charlotte, Carolina do Norte, EUA) fornece uma broca de 1,2 mm de diâmetro que se adapta aos casquilhos metálicos das suas guias fabricadas por CNC. A broca Straumann para Tempimplants tem um diâmetro de 1,5 mm e um comprimento de trabalho de 18,5 mm. As guias impressas em 3D podem ser feitas para se adaptarem a todos os diâmetros, mas o comprimento da broca continua a ser um limite para a seleção. A Neodent SA (Curitiba, Brasil) fornece brocas de 1,3 e 0,8 mm que se adaptam às guias impressas em 3D. Para fins especiais, pode ser personalizada uma broca helicoidal disponível no mercado. O procedimento clínico passo a passo é explicado abaixo, para o canal calcificado no dente número 6. Primeiro, a guia endodôntica é testada quanto à estabilidade, colocando-a na arcada dentária antes da aplicação do dique de borracha. A incorporação da janela de inspeção ou dos orifícios de inspeção também é útil para avaliar o ajuste da guia. O ponto de partida da preparação de acesso na superfície do dente pode ser marcado através do canal guia com resina colorida na ponta de um alfinete. Depois de remover a guia, é possível efetuar a preparação de entrada com uma broca de alta velocidade e com spray de água de refrigeração. A preparação de entrada deve atravessar o material da superfície, quer seja esmalte, dentina, cerâmica ou metal. Com o pino através da manga de guia, pode ser verificado se o pino e, mais tarde, a broca podem ir sem obstáculos desde a superfície do dente até ao fundo da preparação de entrada. Muitas vezes, existe uma tentativa anterior de localizar o canal radicular e esta cavidade é preenchida com um material provisório. Se o ponto de partida colorido for colocado entre o esmalte e a obturação provisória, é necessário alargar a cavidade de acesso para evitar que a broca seja afastada da direção ideal pelo esmalte mais duro. A broca pode ser induzida em erro, uma vez que necessita de um pequeno empurrão no canal de orientação para evitar o calor gerado pela rotação. O mesmo erro pode surgir se a inclinação da superfície estiver longe de ser perpendicular à direção da broca. Para evitar este problema de enganar uma broca de alta velocidade, deve ser utilizado um spray de refrigeração para remover o material da superfície no ponto de partida e à volta do mesmo, sem a guia e antes da aplicação do dique de borracha. A perfuração à mão livre deve ser efectuada até à dentina e a base deve ser perpendicular à direção do percurso da broca. Após a adaptação da guia endodôntica, a perfuração pode ser iniciada diretamente na superfície dentinária, a baixa velocidade, sem pulverização de líquido de refrigeração. Para evitar a geração de calor, a perfuração deve ser efectuada de forma incremental. A perfuração inicial deve ser efectuada a curta distância da trajetória de perfuração virtual. Deve-se tentar explorar o canal. Se o canal não puder ser

negociada, deve ser efectuada uma nova perfuração. Depois de atingir a profundidade do trajeto virtual da broca, deve tentar-se explorar o canal. No presente caso (um incisivo lateral superior), o dente foi previamente tratado com uma coroa de cerâmica e a estrutura dentária remanescente era menor. Neste caso, optou-se por uma abordagem guiada para preservar o máximo possível de estrutura dentária sólida.

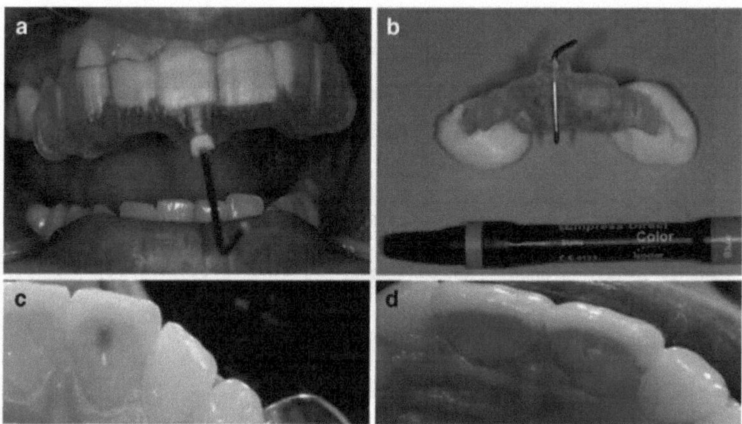

Figura 37 :

(a) Um alfinete de marcação com uma mancha de compósito azul na ponta.

(b) O pino de marcação é pressionado através da manga de guia para tocar no dente.

(c) A mancha azul que marca o ponto de entrada.

ABORDAGEM NÃO CIRÚRGICA GUIADA POR ESTÁTICA PARA CANAIS CALCIFICADOS DE DENTES POSTERIORES

A endodontia guiada estática tem sido utilizada com sucesso em dentes anteriores. No entanto, com cautela, este método também pode ser aplicado a dentes pré-molares e molares se a distância inter-oclusal for óptima para acomodar a guia endodôntica, a broca e a peça de mão. Para o tratamento guiado de dentes posteriores, um bom armamentário e uma distância inter-oclusal adequada são a chave para o sucesso.

ETAPAS DA PREPARAÇÃO DE CAVIDADES DE ACESSO GUIADO PARA DENTES POSTERIORES

- Verificar a estabilidade da guia no molde e intra-oralmente.
- Avaliar a exatidão dimensional da broca-guia (concentricidade e excentricidade), uma vez que uma excentricidade maior pode levar a uma imprecisão apical grosseira durante a perfuração.
- Com a ajuda do guia, marcar o ponto de entrada do acesso através da manga com uma pequena broca no esmalte ou na restauração.
- Remova o esmalte ou a restauração existente à mão livre, sem um guia. (Para evitar um aquecimento excessivo , não devem ser utilizadas brocas de alta velocidade com a manga metálica).
- Depois de retirar o esmalte, colocar a guia. Fixe-a com os dedos ou com um parafuso de fixação.
- Inserir a broca-guia na broca de manga e perfurar, com cuidado, a dentina. Com esta abordagem, podemos conseguir uma conservação direcionada da dentina.
- Para evitar o sobreaquecimento, perfurar em períodos curtos e intermitentes. Utilize uma quantidade abundante de água de arrefecimento. Limpar corretamente a broca após cada passagem.

- Iniciar a perfuração com uma broca curta. Depois de atingir o terço coronal da raiz, utilize a broca longa para atingir o ponto-alvo. Com este método, a angulação incorrecta e a oscilação da broca longa podem ser evitadas.

Depois de atingir a profundidade pré-planeada, explorar o canal. Se não for possível negociar o canal, tente perfurar mais para dentro do canal. Assim que o canal tiver sido negociado, efectue a preparação biomecânica.

CONSIDERAÇÕES PARA A REALIZAÇÃO DE ENDODONTIA GUIADA EM DENTES POSTERIORES

1. Distância inter-oclusal

Para colocar um guia e brocas endodônticas em dentes posteriores, é necessária uma abertura bucal adequada. Para utilizar brocas com mais de 10 mm de comprimento sobre a posição do anel-guia, o espaço inter-oclusal deve ser pré-avaliado. Tente colocar uma broca intra-oralmente, antes de planear esta opção de tratamento. Para um espaço inter-oclusal limitado, o operador pode utilizar as seguintes opções:

- Utilização de brocas curtas: A disponibilidade limitada de tais brocas e brocas limita a utilização da abordagem endodôntica guiada em dentes posteriores.
- Planeie um acesso angulado para a broca, dependendo da projeção do canal (figura 38).

- Guia de simulação e brocas: O material de impressão de silicone é colocado na área a tratar com as dimensões do bloco de silicone semelhantes às das guias planeadas. A guia simulada é colocada na boca e os movimentos das brocas são imitados.

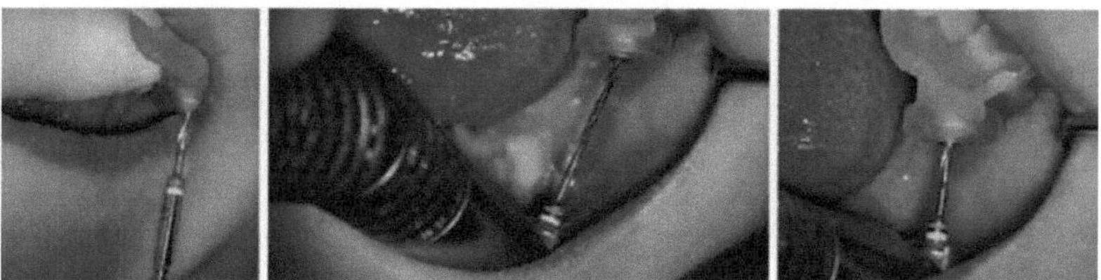

Figura 38 : Abordagem angulada para dentes posteriores

2. Seleção da broca e da manga

Qualquer broca com diâmetro entre 0,75 e 1,2 mm pode ser utilizada para perfuração. Estão disponíveis no mercado brocas endoguide especiais com casquilhos (figuras 39 e 40) para endodontia guiada, fabricadas pela Steco. A altura recomendada do casquilho para dentes posteriores é de 5-6 mm. Poucos fabricantes imprimem em 3D o casquilho em plástico ou resina juntamente com a guia. Este conceito é interessante, mas requer mais estudos e investigação para provar a sua exatidão.

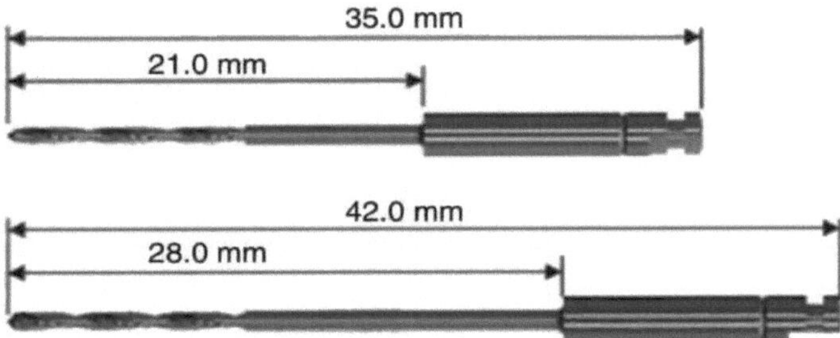

Figura 39 : Broca ATEC, fabricada exclusivamente para tratamentos endodônticos não cirúrgicos.

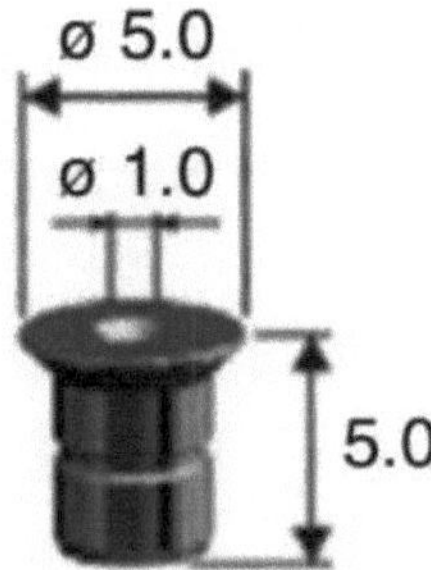

Figura 40: Manga de proteção StecoGuide para a broca ATEC

3. Controlo do sobreaquecimento

Para evitar o sobreaquecimento do canal, podem ser utilizados os seguintes métodos

- Tentar evitar a utilização de brocas de alta velocidade. Após cada 1 mm, interromper a perfuração para permitir o arrefecimento.

- **Modificar o desenho da guia**: Planear uma janela de inspeção à volta do dente na superfície vestibular e oclusal para assegurar a refrigeração externa durante a perfuração. Também permite a utilização de líquido de refrigeração adicional durante a perfuração.

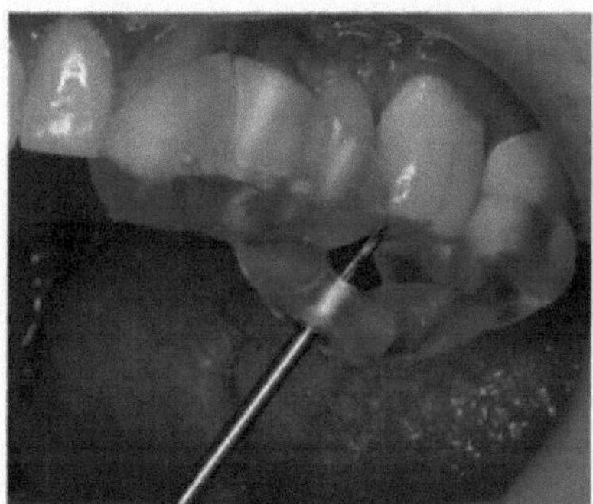

Figura 41: Guia endodôntica modificada com janela de inspeção

MICROCIRURGIA GUIADA

A primeira tentativa deste género foi relatada por Pinsky e colegas, que examinaram a utilização de modelos cirúrgicos CAD/CAM para indicações endodônticas in vitro (52). O interesse em guias cirúrgicos para cirurgia endodôntica tem sido renovado nos últimos anos, possivelmente porque o fabrico de estereolitografia se tornou amplamente e muito mais facilmente disponível do que costumava ser. Liu et al. aplicaram o fabrico aditivo para fabricar guias cirúrgicos para ajudar a osteotomia e a localização do ápex. Verificaram que o tempo de operação foi drasticamente reduzido(54). O primeiro caso de cirurgia endodôntica verdadeiramente guiada foi relatado por Giacomino et al. em 2018. Os autores utilizaram um guia impresso em 3D para osteotomia combinada e ressecção da extremidade da raiz com uma trefina de osso redondo (119).

FLUXO DE TRABALHO RECOMENDADO PARA CIRURGIA ENDODÔNTICA GUIADA

O primeiro conjunto de recomendações para um fluxo de trabalho endodôntico cirúrgico foi dado por Liu et al. em 2014 (54). Nos 5 anos que passaram desde então, o campo tem visto desenvolvimentos que justificam a revisão. A seguir, apresentamos o fluxo de trabalho recomendado a ser seguido durante a realização de uma cirurgia guiada (1).

1. Avaliação de casos

Em primeiro lugar, o doente e a intervenção planeada devem ser avaliados cuidadosa e individualmente em cada caso. A avaliação médica geral e a análise de risco do doente são essenciais mesmo para uma intervenção cirúrgica básica. As doenças sistémicas, como a diabetes ou problemas cardíacos, devem ser exploradas. Note-se que, mesmo que a cirurgia endodôntica seja relativamente pouco invasiva, o período de cicatrização pode ser mais longo do que o de uma simples extração e as complicações são mais variadas. Este facto sublinha a importância de uma avaliação inicial cuidadosa. A seleção dos casos deve ser adequada, uma vez que a maioria dos casos de tratamento deficiente do canal radicular pode ser resolvida através de uma abordagem de retratamento não cirúrgico. A cirurgia endodôntica pode ser considerada em casos de obstrução do canal, separação de instrumentos ou casos de re-tratamento falhados. Se a cirurgia endodôntica for uma opção, deve ser avaliado se a anatomia do dente (com especial atenção para a área alvo) permite uma operação endodôntica guiada. Os dentes anteriores são, na sua maioria, de fácil acesso, mesmo ao nível do ápice, mas em alguns casos, a área vestibular pode ser muito apertada ou os lábios do paciente não permitem a retração para uma penetração de 90° na extremidade da raiz (53).

2. Aquisição e registo de imagens

Tendo optado pela cirurgia guiada, o passo seguinte é a aquisição das imagens que servirão de entrada para o processo de planeamento e fabrico. O registo de imagens é a sobreposição da imagem de CBCT de uma impressão dentária ou de uma digitalização dentária na imagem anatómica. Mais importante ainda, a férula cirúrgica resultante pode ter uma retenção deficiente, o que não é seguro para a cirurgia. Este conflito entre a resolução e o registo/retenção pode ser resolvido através da aquisição de experiência com o dispositivo de CBCT específico e o sistema de fabrico de moldes (116).

O outro grande problema relacionado com esta fase inicial é anatómico. Ao contrário das guias, utilizadas na endodontia ortógrada ou na implantologia, na endodontia cirúrgica, o acesso tem de ser feito na zona apical, que deve ser perpendicular ao eixo da raiz. Para atingir este objetivo, a área apical tem de ser registada com a maior precisão possível, quer com um scanner oral quer com uma impressão dentária normal. Por esta razão, foram introduzidas as seguintes técnicas de registo de imagem para melhorar a precisão da guia fabricada, especialmente na área apical (122).

i. CBCT duplo com impressão :

É tirada uma imagem de TCFC da arcada com uma moldeira na boca e uma imagem de TCFC da própria moldeira (separadamente). As moldeiras pré-fabricadas não são, normalmente, suficientemente altas para cobrir a área vestibular, pelo que pode ser necessário personalizá-las (figura 42). A forma mais fácil de aumentar a profundidade vestibular é utilizar o Kerr Impression

Compound (KerrHawe, Suíça). A dificuldade deste método reside no facto de a impressão ter de ser colocada de novo na cavidade oral do doente, na posição exacta, para a obtenção de imagens de CBCT. Isto muitas vezes não é possível porque os espaços interdentários estão preenchidos com o material de moldagem. Por conseguinte, é aconselhável cortar todos os rebaixos e a área interdentária de uma impressão deste tipo antes de a enviar para o laboratório.

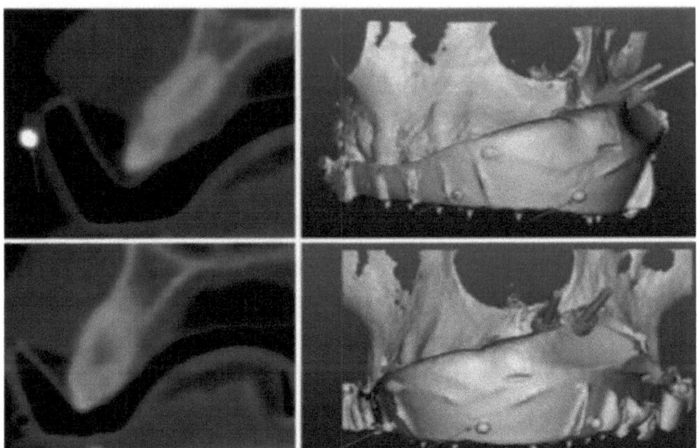

Figura 42 : Imagem digital de uma moldeira de impressão num programa informático. As setas apontam para os marcadores radiopacos.

ii. **CBCT duplo com modelo radiológico:**

À semelhança do método anterior, é efectuada uma TCFC da arcada juntamente com a férula, colocada intra-oralmente. A segunda TCFC do modelo deve ser obtida separadamente. Esta férula deve conter marcadores radiográficos radiopacos. Após uma impressão inicial do paciente, em alginato ou silicone, é fabricado um modelo de gesso. Se necessário, a moldeira pode ser alargada como descrito anteriormente (figura 43). De modo a obter uma cobertura máxima da área cirúrgica, também é possível modificar o modelo em pedra e fazer uma área vestibular mais profunda. Este método é aplicável em pacientes edêntulos e pacientes com aparelhos ou restaurações metálicas em que a distância entre os dentes superiores e inferiores não é identificável.

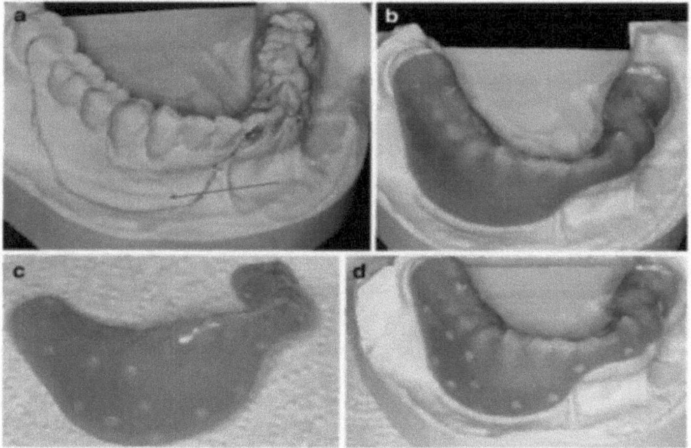

Figura 43 :

(a) Modelo em pedra com o contorno da extensão planeada do modelo (a lápis).

(b) Modelo fabricado no laboratório de prótese dentária.

(c) Furos para os marcadores de guta-percha.

(d) Marcadores de guta-percha no modelo.

iii. CBCT duplo com moldeira personalizada e impressão: A impressão inicial é efectuada em alginato ou silicone. Em seguida, é fabricado um modelo em pedra, uma vez que este permite a modificação das margens na área vestibular para proporcionar um acesso ótimo ao local da operação. Com a ajuda deste modelo em pedra, é preparada uma moldeira personalizada, que é estendida sobre a área vestibular no dente alvo. Esta moldeira personalizada é marcada com guta-percha, e é feita uma impressão de silicone com ela (figura 43). Os cortes inferiores e o excesso de material interdentário têm de ser eliminados. Obtém-se uma imagem de CBCT com uma moldeira personalizada marcada na boca. Obtém-se uma segunda imagem de CBCT da moldeira personalizada com marcação.

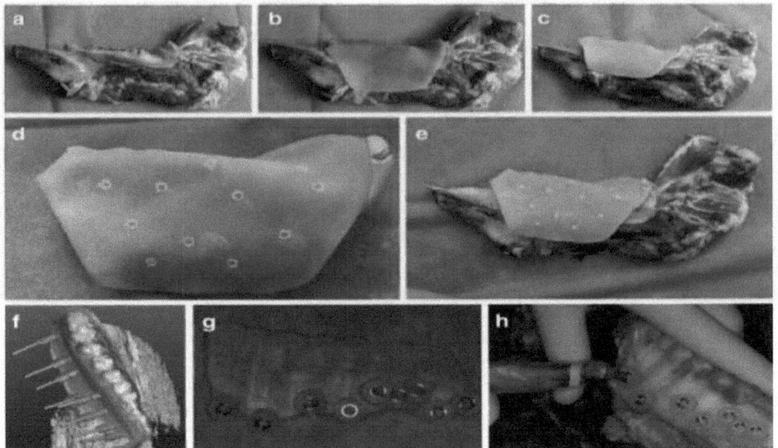

Figura 44: (a-e) Preparação da moldeira individual marcada; (f) O plano 3D; (g) A guia; (h) Cirurgia

iv. CBCT simples com impressão:

É obtido um exame CBCT do paciente. Também é efectuada uma impressão intra-oral. Este é um método muito simples, uma vez que apenas é necessária uma impressão de silicone numa moldeira de plástico feita à medida. A única dificuldade é que requer pelo menos oito ou mais dentes sem restauração metálica (sã ou restaurada com compósito) para que o registo de imagem possa ser preciso. Restaurações metálicas ou pontes, coroas múltiplas ou restaurações de amálgama causam demasiado ruído na imagem de CBCT, o que impede a utilização de pontos de referência anatómicos para o registo. Se necessário, a moldeira pode ser alargada, como descrito anteriormente. Outra opção é retrair os tecidos moles dos lábios ou a área vestibular com um espelho dentário (figura 45). Isto também poderia ajudar a modelar toda a área alvo do vestíbulo, mas como esta parte não teria qualquer suporte rígido, poderia ficar danificada durante a manipulação (transporte, digitalização, etc.). Isto pode levar a um ajuste subóptimo da guia cirúrgica, especialmente no local da operação.

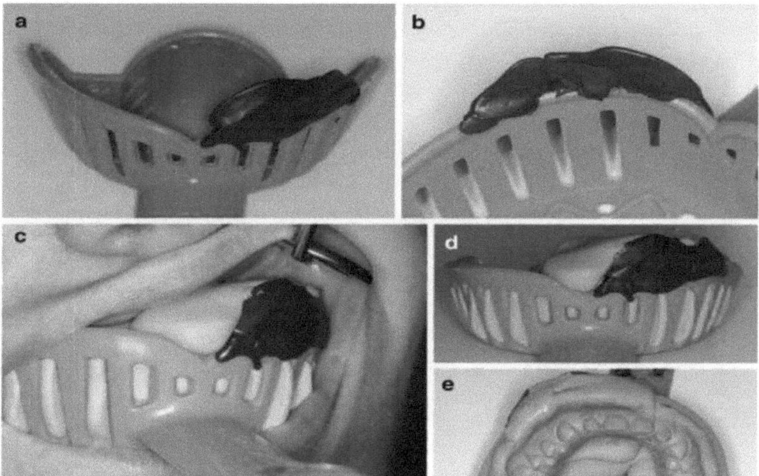

Figura 45 :

(a,b) Tabuleiro de plástico personalizado alargado com composto de impressão.

(c) O tabuleiro com a extensão Fazer a impressão.

(d, e) A impressão com a parte vestibular alargada

v. CBCT simples com digitalização de modelo de pedra:

É obtida uma imagem CBCT do paciente. É efectuada uma digitalização extra-oral do modelo de gesso da dentição do doente. Um modelo de gesso fiável e a precisão do scanner são factores-chave para obter bons resultados (figura 46). Podem surgir as mesmas dificuldades que com o modelo radiológico, uma vez que a precisão do modelo de gesso depende da impressão inicial (alginato ou silicone) e a inclusão da área alvo pode ser um desafio. No entanto, como mencionado anteriormente, também é possível modificar o modelo de gesso. Um número insuficiente de dentes sem metal pode causar dificuldades adicionais, uma vez que os artefactos metálicos podem tornar o registo de imagem extremamente difícil ou mesmo impossível.

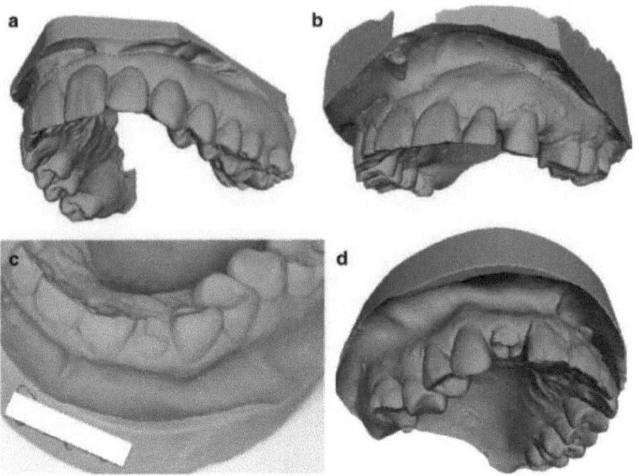

Figura 46 :

(a) Digitalização de um modelo de pedra não modificado. Note-se que a área vestibular só é modelada até à gengiva anexa.

(b) Um modelo em pedra fabricado para a preparação de cirurgia endodôntica. A linha tracejada mostra a margem da gengiva aderente, a linha contínua liga os pontos mais profundos da área vestibular modelada.

(c, d) As versões em pedra e digitalizada do mesmo modelo, ambas com vestíbulo profundo

vi. CBCT simples com Intraoral :

É obtida uma imagem de TCFC da arcada. Com a utilização do scanner intra-oral, a digitalização da superfície é registada. O operador tem controlo direto sobre o procedimento de digitalização. No entanto, pode ser especialmente difícil digitalizar áreas cobertas por tecido mole móvel. Pequenos movimentos, deglutição do paciente, respiração ou apenas pequenas paragens durante a digitalização podem fazer com que o scanner perca o rasto. O scanner constrói a imagem 3D à medida que o scanner é movido ao longo das várias superfícies intra-orais. O movimento interrompe a continuidade da digitalização e, em alguns casos, é necessário recomeçar todo o processo. Um método possível para ultrapassar esta dificuldade é iniciar a digitalização a partir da gengiva fixa e avançar em direção às partes vestibulares móveis, mas o procedimento pode ser difícil de registar a profundidade do vestíbulo (122).

3. Questões de planeamento

Em primeiro lugar, avalie se o resultado do registo de imagem (um modelo tridimensional) se adequa às necessidades de planeamento. Se se verificar que o modelo não contém a área-alvo (ou contém a área-alvo, mas não suficientemente extensa para proporcionar espaço para a manga de guia e o seu encaixe), o procedimento tem de ser recomeçado a partir dos passos preparatórios, uma vez que, na maioria das vezes, essa insuficiência pode ser atribuída à fase preparatória.

O plano digital final Embora alguns sistemas exportem automaticamente dados tridimensionais como entrada para o fabrico, poucos sistemas requerem a exportação manual de dados para a impressora. Isto significa exportar o plano para um ficheiro STL, que pode ser utilizado como entrada para a impressora. Se trabalharmos com um sistema que ofereça um serviço completo, isto não é um problema. A profundidade da perfuração/osteotomia para uma determinada manga é um parâmetro importante a considerar nesta fase. Esta profundidade é calculada como a distância entre o bordo exterior da manga ou túnel de guia e o ponto final da osteotomia, conforme planeado. Se o médico trabalhar com um sistema completo, esta informação é fornecida com a férula cirúrgica, no manual individual da férula (alguns sistemas chamam-lhe protocolo). Se, no entanto, o sistema oferecer apenas planeamento e exportação STL, é necessário ter cuidado para que esta informação seja registada. Antes de passar ao fabrico, verificar novamente se o plano é compatível com os instrumentos à sua disposição (52).

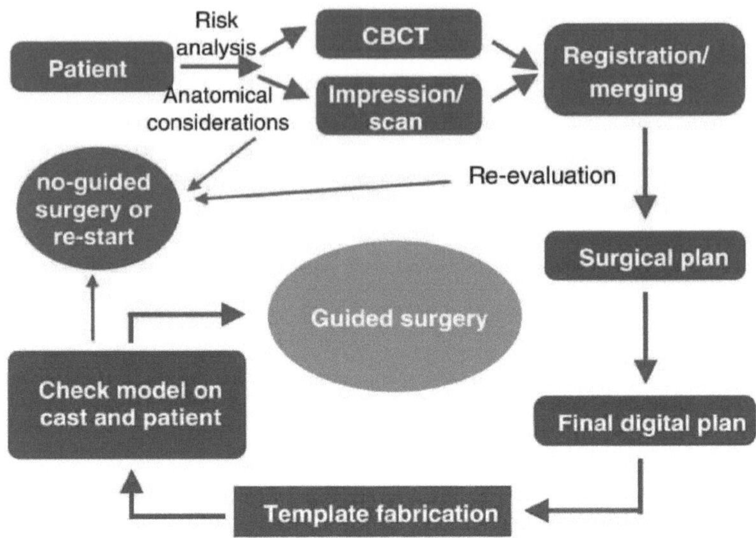

Fluxograma 5: Fluxo de trabalho digital para cirurgia guiada

4. O plano digital final

Enquanto alguns sistemas exportam automaticamente dados tridimensionais como entrada para o fabrico, poucos sistemas requerem a exportação manual de dados para a impressora. Isto significa exportar o plano para um ficheiro STL, que pode ser utilizado como entrada para a impressora. Se trabalharmos com um sistema que ofereça um serviço completo, isto não é um problema. A profundidade da perfuração/osteotomia para uma determinada manga é um parâmetro importante a considerar nesta fase. Esta profundidade é calculada como a distância entre o bordo exterior da manga ou túnel de guia e o ponto final da osteotomia, conforme planeado. Se o médico trabalhar com um sistema completo, esta informação é fornecida com a férula cirúrgica, no manual individual da férula (alguns sistemas chamam-lhe protocolo). Se, no entanto, o sistema oferecer apenas planeamento e exportação STL, é necessário ter cuidado para que esta informação seja registada. Antes de passar ao fabrico, verifique novamente se o plano é compatível com os instrumentos à sua disposição (123).

5. Fabrico de modelos/Fabrico

Existem alguns sistemas que oferecem um serviço completo, incluindo a impressão 3D, e outros que fornecem apenas o ficheiro STL para utilização posterior. No primeiro caso, o dentista tem de encomendar a guia online e aguardar a entrega. No segundo caso, no entanto, o dentista deve providenciar a impressão 3D. Embora atualmente cada vez mais consultórios e laboratórios dentários tenham a sua própria impressora 3D, a maioria destas não é adequada para a impressão de guias cirúrgicas. A razão para isso é que uma impressora adequada para tais fins deve ser uma que trabalhe com um material específico, biologicamente inerte, que possa estar em contacto direto com os tecidos do paciente durante ≥1 h (figura 46). Algumas guias são fornecidas com mangas de guia metálicas, outras sem elas. Este é outro ponto importante a ter em atenção quando se começa a trabalhar com um sistema, e especialmente quando se começa a planear, uma vez que a presença ou ausência da manga determina o diâmetro da trefina a ser utilizada. Como já foi referido, é aconselhável escolher um diâmetro ligeiramente inferior ao diâmetro interno do túnel de guia (com ou sem a manga) para evitar fricção. Em alternativa, pode optar-se por mandar fabricar um conjunto de trefinas endodônticas com vários comprimentos e diâmetros. Lembre-se que uma trefina óssea para cirurgia endodôntica guiada tem o mesmo diâmetro ao longo de todo o seu comprimento (124).

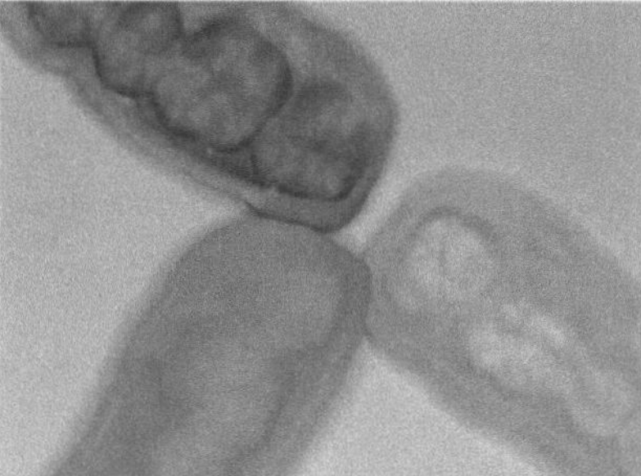

Figura 47: Guias cirúrgicos impressos a partir de diferentes materiais. Apenas a transparente é

adequada para utilização médica efectiva.

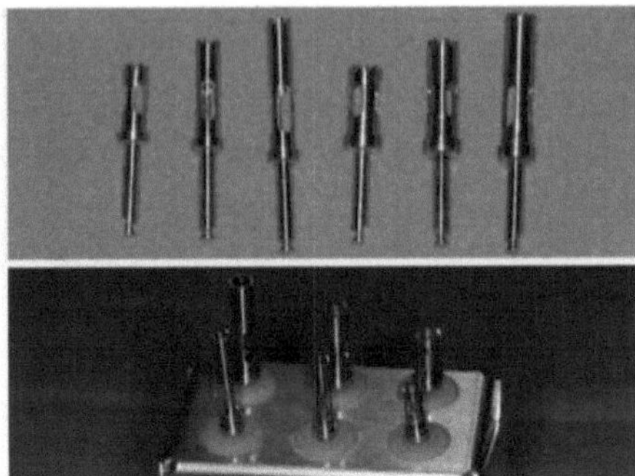

Figura 48 : Um conjunto de trefinas de paragem para cirurgia endodôntica (Endo-trephines, Smile Dent, Szeged, Hungria). Da esquerda para a direita (diâmetro/comprimento): 3,46 mm/10 mm, 15 mm, 20 mm; 4,46 mm/10 mm, 15 mm, 20 mm

6. Experimentação

O ajuste ótimo da guia é a chave para uma abordagem guiada bem sucedida. Primeiro, experimente a guia num

modelo em pedra do doente. A férula cirúrgica tem de ser verificada primeiro num modelo em pedra do doente. Verificar o ajuste e a estabilidade. Se a guia não encaixar devido a material extra (por exemplo, material nos espaços interdentários), eliminar o excesso e experimentar a guia novamente. Se a guia continuar a não encaixar, repetir a operação. Tenha cuidado, no entanto, para progredir em pequenos passos e não retirar mais do que o necessário. Se a forma de qualquer um dos dentes do paciente for modificada após a impressão (por exemplo, por uma nova obturação), isso deve ser anotado e esse dente deve ser cortado da malha digital, de modo a não interferir com o ajuste da guia. A eliminação física da guia atual é uma opção, mas apenas se a parte eliminada não estiver próxima da área alvo. Infelizmente, há casos em que a guia simplesmente não se ajusta. Por vezes, isso deve-se a um erro de impressão e a reimpressão resolve o problema. Caso contrário, a razão é provavelmente uma impressão mal feita ou um modelo de pedra demasiado corrigido. Se o encaixe estiver correto, a guia pode ser esterilizada. Dependendo do material, algumas guias podem ser esterilizadas a quente, mas algumas toleram apenas uma solução de esterilização a frio. Consulte sempre as instruções do fabricante antes da esterilização.

7. Cirurgia endodôntica

Aplicar anestesia local numa dose que também ajude a controlar a hemorragia durante a operação. Recomenda-se um mínimo de 3-6 ml de anestesia contendo epinefrina (dependendo do historial médico do doente). A incisão será determinada pelas considerações anatómicas (como a vascularização local) e a acessibilidade da área apical do dente alvo. O retalho deve ser concebido de modo a que a incisão não atravesse o local da osteotomia. Antes de o retalho ser elevado, a guia deve ser colocada no seu lugar para ajudar a determinar a incisão correta. A base do retalho elevado deve ser suficientemente larga para permitir uma retração sem tensão. Uma guia bem concebida pode funcionar também como retractor de tecidos moles. Depois de o retalho ter sido elevado, a guia tem de ser novamente colocada no seu lugar e fixada, pelo menos, em três pontos. Na maioria das situações de cirurgia endodôntica, existem dentes suficientes para proporcionar um encaixe estável para a guia. Em alternativa, é possível planear três pontos de ancoragem na guia e aplicar pinos de fixação.

Depois de o retalho ter sido elevado, deve ser efectuada a osteotomia. A sua localização e angulação exactas são determinadas pelo guia. Se for utilizada uma trefina óssea com batente, a profundidade máxima também é pré-determinada. Quanto às trefinas sem batente, a profundidade real da osteotomia deve ser avaliada continuamente. Se a trefina não tiver marcas de profundidade, deve ser utilizada uma sonda periodontal para aferir a profundidade.

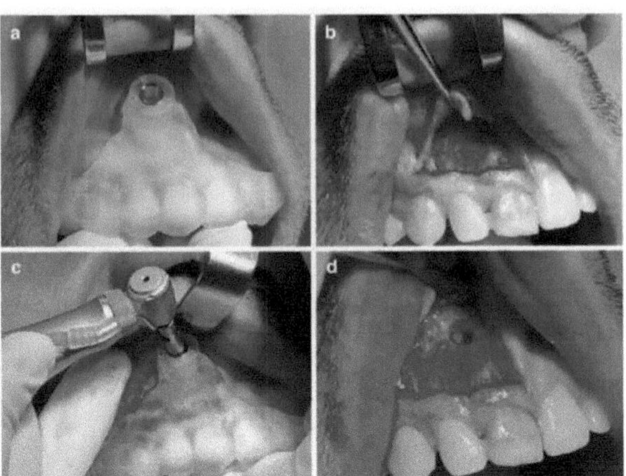

Figura 49: Os passos iniciais da cirurgia. (a) Experimentação para verificação da estabilidade do desenho do retalho; (b) Elevação do retalho; (c) Osteotomia (o retalho é mantido retraído pelo gabarito); (d) A janela de osteotomia redonda.

Quando é utilizada uma trefina óssea, o ápice é normalmente removido juntamente com o osso. Ou seja, são realizadas duas tarefas numa só sessão. Se não for este o caso (como acontece por vezes), pode ser utilizado um periótomo para remover o ápice (figura 49).

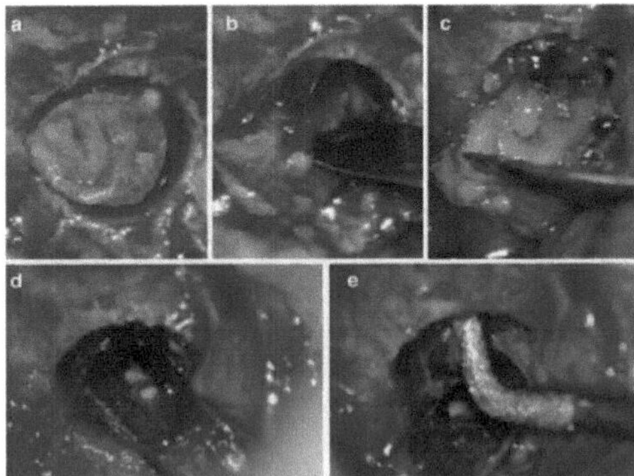

Figura 50: Passos após a osteotomia com a trefina. (a) Logo após a penetração. (b, c), Remoção do osso com o ápice com um periótomo. (d) Localização dos canais radiculares. (e) Retropreparação com o instrumento cirúrgico piezoelétrico (Piezomed, W&H, Bürmoos, Áustria)

Após a remoção do osso e do ápice, a preparação retrógrada é efectuada com uma unidade de piezocirurgia sob um microscópio operatório dentário. Deve ser efectuada uma preparação retrógrada de, pelo menos, 23 mm. Se necessário, pode ser utilizado azul de metileno para visualizar o(s) canal(is) acessório(s) e as ramificações. Esta parte da cirurgia não é diferente do que foi descrito por Kim et al (figuras 50 e 51). A única diferença pode ser o tamanho e a forma da osteotomia e o facto de que, juntamente com o osso, a trefina remove o ápice e o osso circundante e/ou tecido patológico ao mesmo tempo.

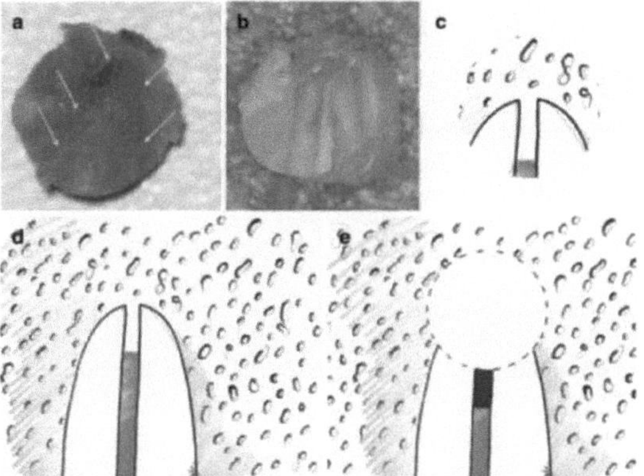

Figura 50: O ápice juntamente com o osso removido. (a) A porção removida. O ápice é ligeiramente visível (setas amarelas) (b) A mesma porção, cortada ao meio para mostrar o ápice da raiz no interior. Desenhos esquemáticos mostram a raiz antes da cirurgia (d) depois (e) e a porção removida (c).

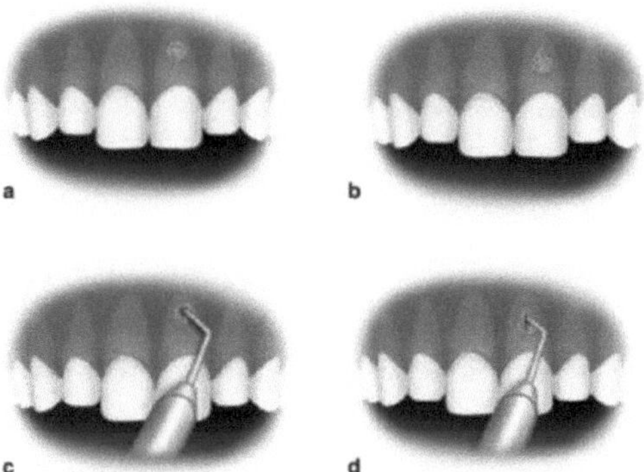

Figura 51: Extensão do orifício de chave conforme descrito por Kim et al., modificado para a cirurgia endodôntica navegada. (a) Osteotomia com a trefina óssea; (c) O instrumento piezoelétrico não encaixa; (b) Extensão do orifício da osteotomia redonda; (d) O instrumento piezoelétrico

encaixa.

Se for necessário efetuar uma preparação retrógrada numa localização distal, ou se o acesso estiver comprometido devido a uma trefina de comprimento curto, pode ser necessária uma extensão da osteotomia, tal como descrito por Kim et al. Uma vez terminada a preparação retrógrada da extremidade radicular, deve ser colocada uma obturação retrógrada. De acordo com a literatura atual, recomendamos o MTA ou a bio cerâmica para este fim.

Para reduzir a hemorragia, podem ser utilizadas pastilhas de epinefrina e, se indicado, sulfato férrico dentro e fora da janela da osteotomia. Para fechar o local da osteotomia, fixar o retalho com suturas (se o periósteo estiver intacto). Outra alternativa é realizar a regeneração óssea guiada (ROG) ou cobrir a lesão com uma membrana de colagénio. A discussão pormenorizada das vantagens e desvantagens das diferentes técnicas de encerramento de feridas após a cirurgia endodôntica está fora do âmbito deste livro, mas existe uma vasta literatura disponível sobre esta questão (125).

REMOÇÃO GUIADA DE POSTES DE FIBRA

Os dentes tratados endodonticamente com destruição coronal extensa são frequentemente restaurados com pilares de resina composta reforçada com fibra (FRC) para proporcionar uma retenção suficiente para a restauração. Com os avanços tecnológicos nos materiais de restauração e na adesão à dentina, a fibra de vidro ou de carbono e a zircónia e outros pinos cerâmicos substituíram principalmente os pinos metálicos(37,126,127).

A remoção de pinos de dentes tratados com canal radicular é frequentemente necessária para dentes com falha do canal radicular(36). No entanto, a gestão da periodontite apical pós-tratamento persistente ou desenvolvida apresenta um dilema em dentes restaurados com pinos. A remoção de pinos é frequentemente um desafio para os clínicos, e a remoção de pinos dos canais radiculares apresenta riscos(37,128). Para atenuar estes riscos é necessário evitar erros de procedimento, tais como a remoção desnecessária de dentina radicular sã, desvios do eixo radicular, microfissuras ou fracturas radiculares. Esses erros de procedimento podem piorar o prognóstico e ameaçar o sucesso do retratamento endodôntico(129).

Os pilares metálicos retidos com tipos tradicionais de cimento, como o fosfato de zinco, podem normalmente ser removidos, mas são referidos como sendo mais difíceis de remover(36,130). Embora tenham sido propostas várias técnicas para remover um pilar FRC, tais como a utilização de uma ponta ultra-sónica, uma broca redonda, ou um kit de remoção especialmente concebido, o procedimento de remoção do pilar de fibra é um desafio para os clínicos com riscos de perfuração da raiz com a utilização de qualquer técnica(37,39,103).

Recentemente, foi descrita por vários autores uma técnica de remoção de pinos adesivos FRC utilizando guias prototipadas concebidas por planeamento virtual com base em imagens tomográficas (131-133). Uma aplicação clínica da técnica de endodontia guiada é descrita para a remoção de pinos de fibra adesiva (131). Esta técnica constituiu uma opção rápida e segura e uma alternativa à utilização de um microscópio operatório.

PROCEDIMENTO PARA FABRICAR UM STENT PERSONALIZADO

O procedimento para o fabrico de stent/guia para a remoção de um poste de fibra é semelhante ao utilizado para a preparação e cirurgia da cavidade de acesso guiado. Algumas alterações ao fabrico convencional de guias, especialmente destinadas à remoção de espigões de fibra, são as seguintes

1. Especificações do CBCT : Campo de visão: esfera com um diâmetro de 15,4 cm, 12 bits, tempo de varrimento: 14 s, 357 imagens, tamanho do voxel: 0,25 × 0,25 × 0,25(132). O espaço de perfuração é planeado com base na localização, diâmetro e extensão apical do poste de fibra na vista sagital (134).

2. Seleção da broca virtual: O diâmetro do pilar de compósito reforçado com fibra de vidro na área da fratura incisal será sempre mais largo, pelo que é mais sensato selecionar uma broca ligeiramente mais larga. A pastilha de titânio para uma broca de implante em espiral de 2,2 mm é a broca de escolha normalmente utilizada para o planeamento virtual(132). Esta inserção determinou as dimensões do futuro pilar: 2,2 mm com um design de pilar paralelo. Uma vez que o pilar de fibra de vidro é quase não radiopaco, o trajeto da perfuração é sempre fácil de traçar utilizando a CBCT(133).

3.Seleção da manga: Vários autores sugeriram a utilização de várias mangas metálicas pré-fabricadas para a remoção de fibras postiças que são utilizadas no campo da implantologia(131,135). Mas ainda existem discrepâncias entre a broca e a manga. Perez etal, no seu relato de caso, sugeriu a utilização de um protótipo de manga metálica desenvolvido pela FFDM-Pneumat®(133). Para guiar a broca no espaço de perfuração criado, Abdullah Alfadda sugeriu a utilização de uma manga guia metálica personalizada, fabricada utilizando software CAD e impressa utilizando um sistema de fusão selectiva a laser (figura 52)(134).

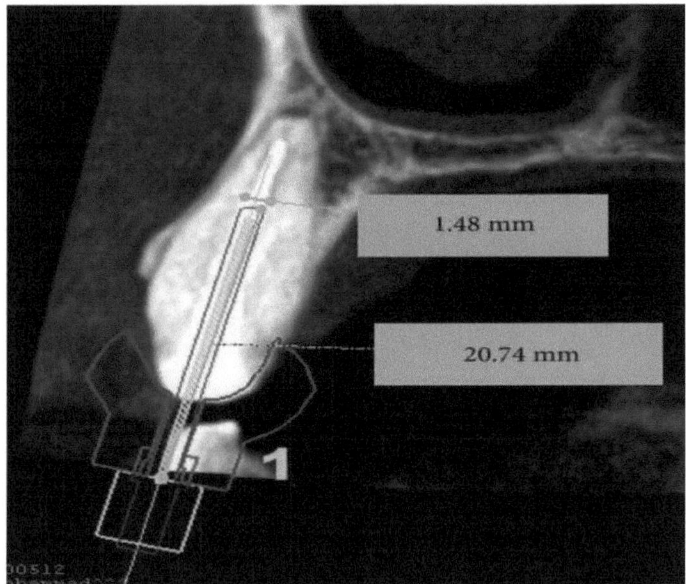

Figura 52: Planeamento virtual para manga e guia personalizados

2. **Janela de verificação:** As janelas de verificação são adicionadas à guia virtual para verificar o ajuste correto ao longo das superfícies dentárias durante o período clínico (figura 54) (133).

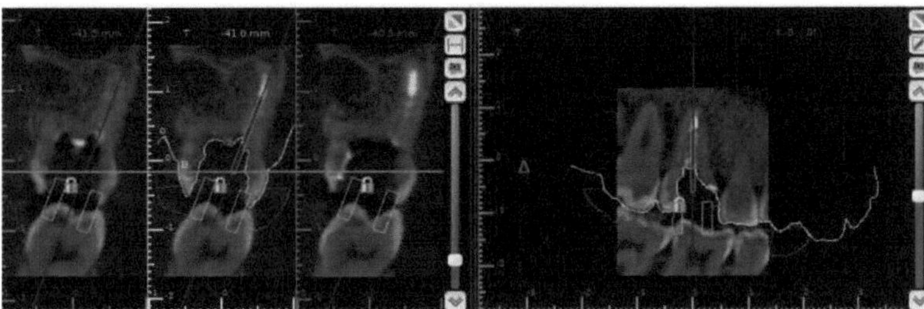
Figura 53: Planeamento virtual da remoção do pilar de fibra. O implante é posicionado para seguir o eixo do pilar de fibra e alcançar a guta-percha apical.

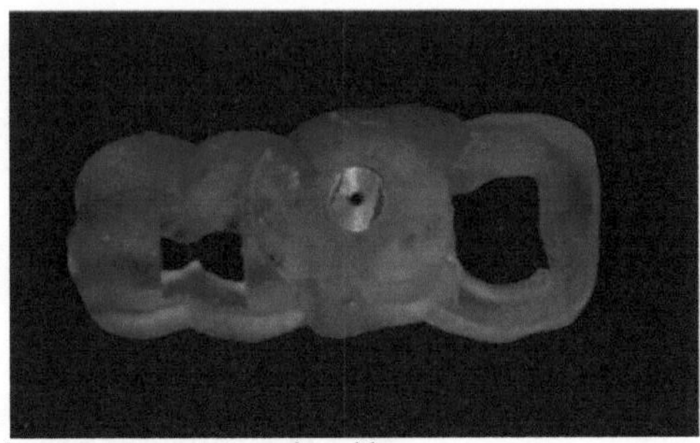

Figura 54: O guia impresso com a manga inserida

PROCEDIMENTO CLÍNICO

A tala impressa em 3D é colocada intra-oralmente para a remoção do pilar. São utilizados dois instrumentos alternadamente: uma broca dentária diamantada de pescoço longo e uma broca de implante de 2,2 mm. Esta última moldou o canal radicular para o futuro pilar. Foram utilizadas peças de mão dentárias normais para a remoção do pilar. A broca de diamante é aplicada a 5000 RPMs (usando uma peça de mão dentária com uma relação de engrenagem de 1:5, resultando efetivamente em 25.000 RPMs). A broca de implante é utilizada a 6000 RPMs (utilizando uma peça de mão dentária com uma relação de engrenagem 6:1, resultando efetivamente em 1000 RPMs) (132).

Perez etal, no seu relato de caso, sugeriram a utilização de um novo tipo de broca destinada à remoção de pós de fibra (133). Utilizaram uma broca desenvolvida pela FFDM-Pneumat® com 0,75 mm de diâmetro, que é mais estreita do que qualquer outra anteriormente descrita na literatura. Os diâmetros utilizados em relatos de casos anteriores variaram entre 1,5 mm e 0,85 mm (51). Um diâmetro menor certamente tende a diminuir a geração de calor na superfície radicular e a formação de fissuras no dente(136). O diâmetro mais pequeno também tornou possível reduzir a perda de substância dentária, deixando uma margem de segurança no caso de a broca se desviar do percurso de perfuração inicialmente planeado. Uma broca de 22 mm parece ser uma dimensão apropriada para indicações em molares. De facto, permite alcançar todo o comprimento do pilar, sem comprometer o acesso à área posterior. O menor diâmetro da broca também aumenta a sua flexibilidade (figura 55) (133). A broca é inserida através da manga metálica e depois avançada a 40 000 rpm sob irrigação, numa abordagem de três passos, até atingir a guta-percha.

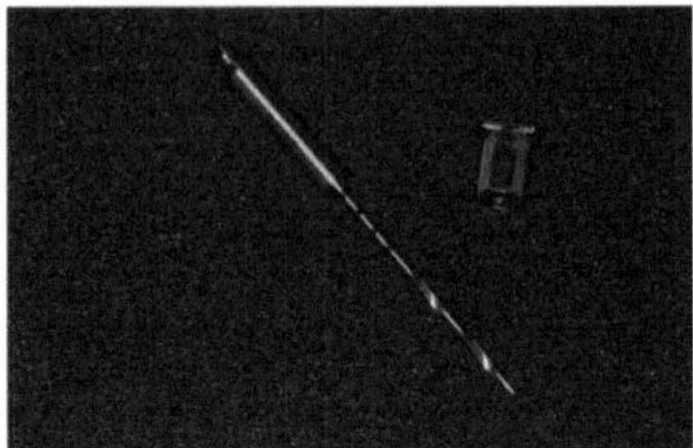

Figura 55: FFDM-Pneumático com broca e manga

A guia endodôntica diminui a capacidade de irrigar e remontar os detritos durante a perfuração, tal como observado em implantologia. Para ultrapassar estes inconvenientes, a perfuração pode ser efectuada em três fases. A guia foi retirada entre cada fase para permitir a irrigação do canal com hipoclorito de sódio. Futuras melhorias nas guias incluirão novos desenhos de mangas e guias de resina para permitir a inserção de um spray de irrigação durante a perfuração.(133) Dadas estas limitações, Schwindling sugeriu dois métodos para melhorar a pós-endodontia guiada, desenvolvendo

(i) Um desenho de broca cónico, em vez de paralelo, para reduzir a remoção de substâncias

(ii) Brocas revestidas de diamante, possivelmente arrefecidas internamente, para facilitar a remoção de substâncias(132).

CONCLUSÃO

As aplicações da endodontia guiada abrangem não apenas o acesso à cavidade endodôntica e a localização do canal com obliterações pulpares, mas também podem ser aplicadas em casos de osteotomia e apicoectomia, bem como obturações retrógradas, remoção de pinos de fibra de vidro e tratamento de dentes com assimetrias morfológicas. As vantagens da endodontia guiada são: é independente da experiência do operador, requer menos tempo de tratamento para o paciente e é mais precisa e segura do que a endodontia convencional.

A endodontia guiada utilizando a navegação estática ou dinâmica parece ser um método seguro e minimamente invasivo para a deteção de canais radiculares calcificados. A navegação dinâmica, em particular, ainda tem um grande potencial para um maior desenvolvimento. No entanto, são necessários mais estudos clínicos de alta qualidade sobre a navegação estática e dinâmica.

A tecnologia de endodontia guiada representa uma nova perspetiva para casos endodônticos complexos, que poderiam levar a erros nos procedimentos cirúrgicos utilizando a técnica convencional. É uma técnica precisa, eficaz e de fácil aplicação clínica. Representa a incorporação de recursos tecnológicos e planejamento digital na vida do endodontista, dando maior previsibilidade aos casos em que é aplicada na prática clínica.

De acordo com o cenário atual, a técnica de remoção guiada de espigões pode ser útil em casos específicos e difíceis. Poderá ajudar os dentistas menos experientes a remover os pilares com menos complicações. Embora o tempo de planeamento pré-operatório aumente certamente, o tempo operacional pode ser significativamente reduzido quando estiverem disponíveis brocas e pilares ideais. Para uma avaliação realista dos custos, as despesas adicionais deste procedimento devem ser cuidadosamente ponderadas em relação às estratégias de substituição de dentes

Além disso, requer um investimento financeiro mínimo no consultório, uma vez que o equipamento de captura de imagens, o planeamento virtual e a impressão de guias fazem parte do arsenal dos centros de planeamento digital. Além disso, é necessário um menor número de sessões clínicas, aumentando o conforto do paciente e reduzindo o stress profissional.

Com as melhorias contínuas na imagiologia 3D, impressão 3D e planeamento virtual 3D, combinadas com a necessidade de desenvolvimento de competências, para otimizar os resultados do tratamento e melhorar o conforto do paciente, existem potenciais benefícios para o ensino e gestão de procedimentos endodônticos não cirúrgicos e cirúrgicos utilizando estas tecnologias. É necessária mais investigação sobre as várias aplicações de modelos impressos em 3D, guias impressos em 3D e simuladores hápticos em endodontia.

REFERÊNCIAS

1. Kinariwala N, Samaranayake L, editores. Endodontia guiada [Internet]. Cham: Springer International Publishing; 2021 [citado 2023 Mar 26]. Available from: https://link.springer.com/10.1007/978-3-030-55281-7

2. Oginni AO, Adekoya-Sofowora CA, Kolawole KA. Avaliação de radiografias, sinais clínicos e sintomas associados à obliteração do canal pulpar: um auxílio à decisão de tratamento. Dent Traumatol. 2009 Dec;25(6):620-5.

3. Cvek M, Granath L, Lundberg M. Falhas e cicatrização em dentes anteriores não vitais tratados endodonticamente com lúmen pulpar reduzido pós-traumaticamente. Ata Odontol Scand. 1982 Jan;40(4):223-8.

4. Kernen F, Kramer J, Wanner L, Wismeijer D, Nelson K, Flügge T. Uma revisão do software de planeamento virtual para cirurgia de implantes guiada - importação e visualização de dados, conceção e fabrico de guias de brocas. BMC Saúde Oral. 2020 Dec;20(1):251.

5. Patel S, Durack C, Abella F, Shemesh H, Roig M, Lemberg K. Tomografia computorizada de feixe cónico em Endodontia - uma revisão. Int Endod J. 2015 Jan;48(1):3-15.

6. Cotton T, Geisler T, Holden D, Schwartz S, Schindler W. Aplicações endodônticas da tomografia volumétrica de feixe cónico. J Endod. 2007 Sep;33(9):1121-32.

7. Patel S, Kanagasingam S, Mannocci F. Tomografia Computorizada de Feixe Cónico (CBCT) em Endodontia. Dent Update. 2010 Jul 2;37(6):373-9.

8. Patel S, Wilson R, Dawood A, Mannocci F. A deteção de patologia periapical utilizando a radiografia periapical e a tomografia computorizada de feixe cónico - Parte 1: estado pré-operatório: Deteção de patologia periapical. Int Endod J. 2012 Aug;45(8):702-10.

9. Low KMT, Dula K, Bürgin W, von Arx T. Comparação da radiografia periapical e da tomografia de feixe cónico limitada em dentes maxilares posteriores encaminhados para cirurgia apical. J Endod. 2008 May;34(5):557-62.

10. Bartlett P, Carter LM, Russell JL. O método Leeds para a construção de cranioplastias de titânio. Br J Oral Maxillofac Surg. 2009 Abr;47(3):238-40.

11. Cohen A, Laviv A, Berman P, Nashef R, Abu-Tair J. Reconstrução mandibular utilizando tecnologia de modelação de impressão tridimensional estereolitográfica. Oral Surg Oral Med Oral Pathol Oral Radiol Endodontology. 2009 Nov;108(5):661-6.

12. Fleming P, Marinho V, Johal A. Medidas ortodônticas em modelos de estudo digitais comparadas com modelos de gesso: uma revisão sistemática: Modelos digitais: uma revisão sistemática. Orthod Craniofac Res. 2011 Feb;14(1):1-16.

13. Orentlicher G, Abboud M. Cirurgia guiada para terapia com implantes. Dent Clin North Am. 2011 Oct;55(4):715-44.

14. D'haese J, Van De Velde T, Komiyama A, Hultin M, De Bruyn H. Precisão e Complicações da Utilização de Guias Cirúrgicos Estereolitográficos Concebidos por Computador para a Reabilitação Oral por Meio de Implantes Dentários: Uma revisão da literatura: Stereolithographic Guided Surgery: Uma revisão. Clin Implant Dent Relat Res. 2012 Jun;14(3):321-35.

15. Salvato G, Chiavenna C, Meazzini MC. Guide surgery osteotomy system (GSOS) um novo dispositivo para tratamento em cirurgia ortognática. J Cranio-Maxillofac Surg. 2014 Apr;42(3):234-
8 .

16. Amir FA, Gutmann JL, Witherspoon DE. Metamorfose calcificada: um desafio no diagnóstico e tratamento endodôntico. Quintessence Int Berl Ger 1985. 2001 Jun;32(6):447-
5 5.

17. Zubizarreta Macho Á, Ferreiroa A, Rico-Romano C, Alonso-Ezpeleta LÓ, Mena-Álvarez J. Diagnóstico e tratamento endodôntico de dens invaginatus tipo II utilizando tomografia computorizada de feixe cónico e guias de esplintagem para acesso à cavidade. J Am Dent Assoc. 2015 Apr;146(4):266-70.

18. Krastl G, Zehnder MS, Connert T, Weiger R, Kühl S. Endodontia guiada: uma nova abordagem de tratamento para dentes com calcificação do canal pulpar e patologia apical. Dent Traumatol. 2016 Jun;32(3):240-6.

19. van der Meer WJ, Vissink A, Ng YL, Gulabivala K. 3D Computer aided treatment planning in endodontics. J Dent. 2016 Feb;45:67-72.

20. Alauddin MS, Baharuddin AS, Mohd Ghazali MI. A transformação moderna e digital dos cuidados de saúde oral: A Mini Review. Cuidados de saúde. 2021 Jan 25;9(2):118.

21. Park ME, Shin SY. Estudo comparativo tridimensional sobre a precisão e reprodutibilidade de moldes dentários fabricados por impressoras 3D. J Prosthet Dent. 2018 maio;119(5):861.e1-861.e7.

22. Karabucak B, Setzer F. Critérios para a opção de tratamento ideal para endodontia falhada: cirúrgica ou não cirúrgica? Compend Contin Educ Dent Jamesburg NJ 1995. 2007 Jul;28(7):391- 7; quiz 398, 407.

23. Setzer FC, Shah SB, Kohli MR, Karabucak B, Kim S. Resultado da cirurgia endodôntica: A Meta-analysis of the Literature-Part 1: Comparison of Traditional Root-end Surgery and Endodontic Microsurgery (Comparação entre a Cirurgia Tradicional de Extremidade Radicular e a Microcirurgia Endodôntica). J Endod. 2010 Nov;36(11):1757-65.

24. Kim S, Kratchman S. Conceitos e práticas da cirurgia endodôntica moderna: A Review. J Endod. 2006 Jul;32(7):601-23.

25. Tsesis I, Rosen E, Taschieri S, Telishevsky Strauss Y, Ceresoli V, Del Fabbro M. Outcomes of Surgical Endodontic Treatment Performed by a Modern Technique: An Updated Meta-analysis of the Literature. J Endod. 2013 Mar;39(3):332-9.

26. Rubinstein RA, Kim S. Observação a curto prazo dos resultados da cirurgia endodôntica com a utilização de um microscópio cirúrgico e super-EBA como material de obturação da extremidade radicular. J Endod. 1999 Jan;25(1):43-8.

Tl. Hultin M, Svensson KG, Trulsson M. Vantagens clínicas do implante guiado por computador colocação: uma revisão sistemática. Clin Oral Implants Res. 2012 Oct;23:124-35.

28. Jorba-Garcia A, Figueiredo R, Gonzalez-Barnadas A, Camps-Font O, Valmaseda-Castellon E. Precisão e o papel da experiência na cirurgia dinâmica de implantes dentários guiada

por computador: Um estudo in-vitro. Med Oral Patol Oral Cirugia Bucal. 2018;0-0.

29. Stefanelli L, DeGroot B, Lipton D, Mandelaris G. Precisão de um sistema dinâmico de navegação de implantes dentários num consultório privado. Int J Oral Maxillofac Implants. 2019 Jan;34(1):205-13.

30. Lanis A, Alvarez del Canto O. A combinação de scanners de superfície digitais e tecnologia de tomografia computorizada de feixe cónico para cirurgia de implantes guiada utilizando o software 3Shape Implant Studio: Relato de um caso clínico. Int J Prosthodont. 2015 Mar;28(2):169-l8.

31. Chen CK, Yuh DY, Huang RY, Fu E, Tsai CF, Chiang CY. Precisão da colocação de implantes com um sistema de navegação, um guia de laboratório e perfuração à mão livre. Int J Oral Maxillofac Implants. 2018 Nov;33(6):1213-8.

32. Gargallo-Albiol J, Barootchi S, Salomó-Coll O, Wang H lay. Vantagens e desvantagens da cirurgia de navegação de implantes. Uma revisão sistemática. Ann Anat - Anat Anz. 2019 Sep;225:1-10.

33. Block M, Emery R, Lank K, Ryan J. Precisão da colocação de implantes utilizando a navegação dinâmica. Int J Oral Maxillofac Implants. 201l Jan;32(1):92-9.

34. Ruddle C. Retratamento não cirúrgico. J Endod. 2004 Dec;30(12):82l-45.

35. Gomes APM, Kubo CH, Santos RAB, Santos DR, Padilha RQ. A influência do ultrassom na retenção de pinos fundidos cimentados com diferentes agentes: Remoção de pinos fundidos por ultrassom. Int Endod J. 2001 Mar;34(2):93-9.

36. Schwartz R, Robbins J. Colocação de pilares e restauração de dentes tratados endodonticamente: Uma revisão da literatura. J Endod. 2004 May;30(5):289-301.

3 l. Lindemann M, Yaman P, Dennison J, Herrero A. Comparação da Eficiência e Eficácia de Várias Técnicas para Remoção de Postes de Fibra. J Endod. 2005 Jul;31(l):520- 2.

38. Chee W, Aloum A. Restauração da maxila anterior após trauma térmico como sequela da remoção de um pilar: Um relatório clínico. J Prosthet Dent. 2011 Sep;106(3):141-4.

39. Scotti N, Bergantin E, Alovisi M, Pasqualini D, Berutti E. Avaliação de um sistema simplificado de remoção de postes de fibra. J Endod. 2013 Nov;39(11):1431-4.

40. Altshul JH, Marshall G, Morgan LA, Baumgartner JC. Comparação da incidência de fissuras dentinárias e do tempo de pós-remoção resultante da pós-remoção por força ultra-sónica ou mecânica. J Endod. 199l Nov;23(11):683-6.

41. Zehnder MS, Connert T, Weiger R, Krastl G, Kühl S. Endodontia guiada: precisão de um novo método para a preparação da cavidade de acesso guiado e localização do canal radicular. Int Endod J. 2016 Oct;49(10):966-72.

42. Mezger U, Jendrewski C, Bartels M. Navegação em cirurgia. Langenbecks Arch Surg. 2013 Abr;398(4):501-14.

43. Enchev Y. Neuronavegação: geneologia, realidade e perspectivas. Neurosurg Focus. 2009 Sep;27(3):E11.

44. Horsley V, Clarke RH. A ESTRUTURA E AS FUNÇÕES DO CEREBELO EXAMINADAS POR UM

NOVO MÉTODO. Brain. 1908;31(1):45-124.

45. Spiegel EA, Wycis HT, Marks M, Lee AJ. Stereotaxic Apparatus for Operations on the Human Brain (Aparelho Estereotáxico para Operações no Cérebro Humano). Science. 1947 Oct 10;106(2754):349-50.

46. Grunert P, Darabi K, Espinosa J, Filippi R. Computer-aided navigation in neurosurgery (Navegação assistida por computador em neurocirurgia). Neurosurg Rev. 2003 May 1;26(2):73-99.

47. Roberts DW, Strohbehn JW, Hatch JF, Murray W, Kettenberger H. Uma integração estereotáxica sem moldura da imagem tomográfica computorizada e do microscópio operatório. J Neurosurg. 1986 Oct;65(4):545-9.

48. Clark D, Khademi J. Modern Molar Endodontic Access and Direted Dentin Conservation. Dent Clin North Am. 2010 Apr;54(2):249-73.

49. Shi X, Zhao S, Wang W, Jiang Q, Yang X. Nova técnica de navegação para o tratamento endodôntico de um molar com calcificação do canal pulpar e patologia apical. Aust Endod J. 2018 Abr;44(1):66-70.

50. Mena-Álvarez J, Rico-Romano C, Lobo-Galindo AB, Zubizarreta-Macho Á. Tratamento endodôntico do dens evaginatus através da realização de uma cavidade de acesso guiada por splint. J Esthet Restor Dent. 2017 Nov 12;29(6):396-402.

51. Connert T, Zehnder MS, Amato M, Weiger R, Kühl S, Krastl G. Endodontia Microguiada: um método para alcançar a preparação da cavidade de acesso minimamente invasiva e a localização do canal radicular em incisivos mandibulares usando uma nova técnica guiada por computador. Int Endod J. 2018 Feb;51(2):247-55.

52. Pinsky H, Champleboux G, Sarment D. Cirurgia periapical utilizando orientação CAD/CAM: Resultados pré-clínicos. J Endod. 2007 Feb;33(2):148-51.

53. Strbac GD, Schnappauf A, Giannis K, Moritz A, Ulm C. Cirurgia Endodôntica Moderna Guiada: Uma nova abordagem para osteotomia guiada e ressecção radicular. J Endod. 2017 Mar;43(3):496-501.

54. Liu Y, Liao W, Jin G, Yang Q, Peng W. Apicoectomia precisa assistida por fabrico aditivo e design digital: um estudo de caso. Rapid Prototyp J. 2014 Jan 14;20(1):33-40.

55. Patel S, Aldowaisan A, Dawood A. Um novo método para retração de tecidos moles durante a cirurgia periapical utilizando tecnologia 3D: um relato de caso. Int Endod J. 2017 Ago;50(8):813-22.

56. Mozzo P, Procacci C, Tacconi A, Tinazzi Martini P, Bergamo Andreis IA. Um novo aparelho de TAC volumétrico para imagiologia dentária baseado na técnica de feixe cónico: resultados preliminares. Eur Radiol. 1998 Nov 23;8(9):1558-64.

57. Beckmann EC. A tomografia computorizada nos primeiros tempos. Br J Radiol. 2006 Jan;79(937):5-8.

58. Weber MT, Stratz N, Fleiner J, Schulze D, Hannig C. Possibilidades e limites da imagiologia de estruturas endodônticas com CBCT. Swiss Dent J. 2015;125(3):293-311.

59. Bhuva B, Barnes JJ, Patel S. A utilização da tomografia computorizada de feixe cónico limitada no diagnóstico e tratamento de um caso de reabsorção radicular interna perfurante: RELATO DE CASO. Int Endod J. 2011 Aug;44(8):777-86.

60. Vaz de Souza D, Schirru E, Mannocci F, Foschi F, Patel S. Reabsorção Cervical Externa: Uma Comparação da Eficácia Diagnóstica Utilizando 2 Unidades Tomográficas Computadorizadas de Feixe Cônico Diferentes e Radiografias Periapicais. J Endod. 2017 Jan;43(1):121-5.

61. Patel K, Mannocci F, Patel S. A avaliação e gestão da reabsorção cervical externa com radiografias periapicais e tomografia computorizada de feixe cónico: Um estudo clínico. J Endod. 2016 Oct;42(10):1435-40.

62. Soares de Toubes KMP, Côrtes MI de S, Valadares MA de A, Fonseca LC, Nunes E, Silveira FF. Análise comparativa da identificação do canal mesial acessório em primeiros molares inferiores por meio de quatro diferentes métodos de diagnóstico. J Endod. 2012 Abr;38(4):436-41.

63. Vier-Pelisser FV, Pelisser A, Recuero LC, Só MVR, Borba MG, Figueiredo JAP. Utilização da tomografia computadorizada de feixe cônico no diagnóstico, planejamento e acompanhamento de um caso de dens invaginatus tipo III. Int Endod J. 2012 Feb;45(2):198-208.

64. Nosrat A, Schneider SC. Endodontic Management of a Maxillary Lateral Incisor with 4 Root Canals and a Dens Invaginatus Tract. J Endod. 2015 Jul;41(7):1167-71.

65. Cohenca N, Silberman A. Imagiologia contemporânea para o diagnóstico e tratamento de lesões dentárias traumáticas: Uma revisão. Dent Traumatol. 2017 Oct;33(5):321-8.

66. Koç C, Sonmez G, Yilmaz F, Karahan S, Kamburoglu K. Comparação da exatidão da radiografia periapical com a CBCT realizada com 3 tamanhos de voxel diferentes na deteção de complicações endodônticas simuladas: um estudo *ex vivo*. Dentomaxillofacial Radiol. 2018 Feb 22;20170399.

67. Morant J, Salvadó M, Hernández-Girón I, Casanovas R, Ortega R, Calzado A. Dosimetry of a cone beam CT device for oral and maxillofacial radiology using Monte Carlo techniques and ICRP adult reference computational phantoms. Dentomaxillofacial Radiol. 2013 Mar;42(3):92555893.

68. Zhang G, Marshall N, Bogaerts R, Jacobs R, Bosmans H. Monte Carlo modeling for dose assessment in cone beam CT for oral and maxillofacial applications (Modelação Monte Carlo para avaliação da dose em TCFC para aplicações orais e maxilofaciais): Avaliação da dose de Monte Carlo em CBCT. Med Phys. 2013 Jun 18;40(7):072103.

69. Pauwels R, Zhang G, Theodorakou C, Walker A, Bosmans H, Jacobs R, et al. Effective radiation dose and eye lens dose in dental cone beam CT: effect of field of view and angle of rotation. Br J Radiol. 2014 Oct;87(1042):20130654.

70. Xu J, Reh DD, Carey JP, Mahesh M, Siewerdsen JH. Avaliação técnica de um scanner de TC conebeam para imagiologia otorrinolaringológica: Qualidade da imagem, dose e protocolos de técnica: Avaliação técnica de um scanner de CBCT para imagiologia otorrinolaringológica. Med Phys. 2012 Jul 25;39(8):4932-42.

71. Kak AC, Slaney M. Principles of Computerized Tomographic Imaging, IEEE Press, Nova Iorque, 1988.

72. Gordon R. A tutorial on art (algebraic reconstruction techniques). IEEE Trans Nucl Sci. 1974 Jun;21(3):78-93.

73. Feldkamp, Lee & Davis, L. C. & Kress, James. (1984). Algoritmo prático de feixe cónico. J. Opt. Soc. Am. 1. 612-619.

74. Pauwels R, Araki K, Siewerdsen JH, Thongvigitmanee SS. Aspectos técnicos da CBCT dentária: estado da arte. Dentomaxillofacial Radiol. 2015 Jan;44(1):20140224.

75. Pauwels R, Silkosessak O, Jacobs R, Bogaerts R, Bosmans H, Panmekiate S. Uma abordagem pragmática para determinar o kVp ótimo na TC de feixe cónico: equilíbrio entre a relação contraste-ruído e a dose de radiação. Dentomaxillofacial Radiol. 2014 Jul;43(5):20140059.

76. Ray H, Pfister H, Silver D, Cook TA. Arquitecturas de Ray casting para visualização de volumes. IEEE Trans Vis Comput Graph. 1999 Sep;5(3):210-23.

77. Moormann WH. A evolução do sistema CEREC. J Am Dent Assoc. 2006 Sep;137:7S-13S.

78. Galhano GÁP, Pellizzer EP, Mazaro JVQ. Sistemas de Impressão Ótica para Restaurações CAD-CAM: J Craniofac Surg. 2012 Nov;23(6):e575-9.

79. Wadhwani CPK, Johnson GH, Lepe X, Raigrodski AJ. Precisão de materiais de impressão elastoméricos de presa rápida recentemente formulados. J Prosthet Dent. 2005 Jun;93(6):530-9.

80. Fasbinder DJ. Tecnologia computorizada para dentisteria de restauração. Am J Dent. 2013 Jun;26(3):115-20. PMID: 23986956.

81. Hodges A. Avanços recentes em impressões digitais. 2016;3(45).

82. Vlaar ST, Van Der Zel JM. Precisão dos digitalizadores dentários. Int Dent J. 2006 Oct;56(5):301-9.

83. Ramiro GP, et al. Digitalização em odontologia restauradora. Em: Tamimi F, Hirayama H, editores. Digital restorative dentistry: a guide to materials, equipment, and clinical procedures. Cham: Springer International Publishing; 2019. p. 7-39.

84. Kusnoto B, Evans CA. Fiabilidade de um scanner laser de superfície 3D para aplicações ortodônticas. Am J Orthod Dentofacial Orthop. 2002 Oct;122(4):342-8.

85. Alghazzawi TF. Avanços na tecnologia CAD/CAM: Opções para a implementação prática. J Prosthodont Res. 2016 Abr;60(2):72-84.

86. Ender A, Mehl A. Influência das estratégias de digitalização na exatidão dos sistemas de digitalização intra-oral. Int Journal Comput Dent. 2012;16(1):11-21.

87. Impacto das estratégias de digitalização intra-oral na precisão da impressão utilizando o scanner TRIOS Pod. Quintessence Int. 2016 Mar 24;47(4):343-9.

88. Bueno MR, Estrela C, Granjeiro JM, Estrela MRDA, Azevedo BC, Diógenes A. Renderização cinematográfica de tomografia computadorizada Conebeam: aplicações clínicas,

de ensino e pesquisa. Braz Oral Res. 2021;35:e024.

89. Bueno MR, Estrela C, Azevedo BC, Diógenes A. Desenvolvimento de um novo software de tomografia computadorizada de feixe cônico para diagnóstico endodôntico. Braz Dent J. 2018 Dec;29(6):517-29.

90. Friedman T, Michalski M, Goodman TR, Brown JE. 3D printing from diagnostic images: a radiologist's primer with an emphasis on musculoskeletal imaging-putting the 3D printing of pathology into the hands of every physician. Skeletal Radiol. 2016 Mar;45(3):307-21.

91. Kühl S, Payer M, Zitzmann NU, Lambrecht JT, Filippi A. Precisão técnica de modelos cirúrgicos impressos para cirurgia de implantes guiada com o software co D iagnosti X™ . Clin Implant Dent Relat Res [Internet]. 2015 Jan [cited 2023 Dec 25];17(S1). Disponível em: https://onlinelibrary.wiley.com/doi/10.1111/cid.12152

92. Bibb R, Winder J. A review of the issues surrounding three-dimensional computed tomography for medical modelling using rapid prototyping techniques. Radiography. 2010 Feb;16(1):78-83.

93. Gibson I, Rosen D, Stucker B. Tecnologias de fabrico de aditivos: Impressão 3D, Prototipagem Rápida e Fabrico Digital Direto [Internet]. New York, NY: Springer New York; 2015 [citado 2023 Dez 25]. Disponível em: https://link.springer.com/10.1007/978-1- 4939-2113-3

94. Schnutenhaus S, von Koenigsmarck V, Blender S, Ambrosius L, Luthardt RG. Precisão de guias de broca 3D sem manga para a inserção de implantes de cerâmica de peça única: um ensaio clínico prospetivo. Int J Comput Dent. 2018;21(2):97-105.

95. Schnutenhaus S, Edelmann C, Rudolph H, Dreyhaupt J, Luthardt RG. Precisão 3D das posições dos implantes na colocação de implantes guiada por modelos em função dos dentes remanescentes e do procedimento cirúrgico: um estudo retrospetivo. Clin Oral Investig. 2018 Jul;22(6):2363-72.

96. Van Noort R. O futuro dos dispositivos dentários é digital. Dent Mater. 2012 Jan;28(1):3-12.

97. Grant GT (2015) Fabrico digital direto. In: Masri R, Driscoll CF (eds) Clinical applications of digital dental technology, 1st edn. Wiley-Blackwell, Oxford, pp. 41-55.

98. Dawood A, Marti BM, Sauret-Jackson V, Darwood A. Impressão 3D em odontologia. Br Dent J. 2015 Dez 11;219(11):521-9.

99. Torabi K, Farjood E, Hamedani S. Tecnologias de prototipagem rápida e suas aplicações em prótese dentária, uma revisão da literatura. J Dent (Shiraz). 2015 Mar;16(1):1-9. PMID: 25759851; PMCID: PMC4345107.

100. Kim GB, Lee S, Kim H et al. (2016) Three-dimensional printing: basic principles and applications in medicine and Radiology [Impressão tridimensional: princípios básicos e aplicações em medicina e radiologia]. Jornal Coreano de Radiologia 17, 182-97.

101. Griffith ML, Halloran JW. Fabrico de cerâmica de forma livre através de litografia estéreo. J Am Ceram Soc. 1996;79:2601-2608.

102. Barazanchi A, Li KC, Al-Amleh B, Lyons K, Waddell JN. Additive Technology (Tecnologia Aditiva): Atualização sobre materiais e aplicações actuais em medicina dentária. J Prosthodont.

2017 Feb;26(2):156-63.

103. Ligon SC, Liska R, Stampfl J, Gurr M, Mülhaupt R. Polímeros para impressão 3D e fabrico aditivo personalizado. Chem Rev. 2017 Ago 9;117(15):10212-90.

104. Derby B, Reis N. Impressão a jato de tinta de suspensões de partículas altamente carregadas. MRS Bull. 2003;28:815-8.

105. Derby B. Additive Manufacture of Ceramics Components by Inkjet Printing (fabrico aditivo de componentes cerâmicos por impressão a jato de tinta). Engineering. 2015 Mar;1(1):113-23.

106. Kim GB, Lee S, Kim H, Yang DH, Kim YH, Kyung YS, et al. Three-Dimensional Printing: Princípios básicos e aplicações em medicina e radiologia. Korean J Radiol. 2016;17(2):182.

107. Raphael O, Hervé R. Aplicações clínicas de modelos de prototipagem rápida em cirurgia cranio-maxilo-facial. In: Hoque M, editor. Advanced Applications of rapid prototyping technology in modern engineering (Aplicações avançadas da tecnologia de prototipagem rápida na engenharia moderna). Rijeka, Croácia: InTech; 2011.

108. Marro A, Bandukwala T, Mak W. Three-Dimensional Printing and Medical Imaging: A Review of the Methods and Applications. Curr Probl Diagn Radiol. 2016 Jan;45(1):2-9.

109. Masood SH, Song WQ. Desenvolvimento de novos materiais de metal/polímero para ferramentas rápidas utilizando modelação por deposição fundida. Mater Des. 2004; 25:587-594.

110. Evans C, Taneva E, Kusnoto B. Digitalização, Imagiologia e Impressão 3D em Ortodontia, 2015.

111. Redwood B, Schoffer F, Garret B. The 3d printing handbook: technologies, design and appli cations. 1.ª ed. Amsterdam: 3d Hubs; 2017.

112. Bhavar V, Kattire P, Patil V, Khot S, Gujar K, Singh R. Uma revisão sobre a fusão em leito de pó
tecnologia de fabrico aditivo de metais. Em: Badiru AB, Valencia VV, Liu D, editores. Manual de fabrico aditivo [Internet]. 1st ed. CRC Press; 2017 [citado 2024 Mar 24]. p. 251-3. Disponível em: https://www.taylorfrancis.com/books/9781482264098/chapters/10.1201/9781315119106- 15

113. Vayre B, Vignat F, Villeneuve F. Fabrico de aditivos metálicos: revisão do estado da arte e perspectivas. Mech Ind. 2012;13(2):89-96.

114. Vandenbroucke B, Kruth J. Selective laser melting of biocompatible metals for rapid manufacturing of medical parts. Rapid Prototyp J. 2007 Aug 7;13(4):196-203.

115. Buchgreitz J, Buchgreitz M, BjOrndal L. Preparação guiada do canal radicular usando tomografia computadorizada de feixe cônico e varreduras de superfície ótica - um estudo observacional da obliteração do espaço pulpar e profundidade do caminho da broca em 50 pacientes. Int Endod J. 2019 maio;52(5):559-68.

116. Sociedade Europeia de Endodontologia. Diretrizes de qualidade para o tratamento endodôntico: relatório de consenso da Sociedade Europeia de Endodontologia. Int Endod J. 2006 Dec;39(12):921-30.

117. Buchgreitz J, Buchgreitz M, Mortensen D, BjOrndal L. Preparação da cavidade de acesso

guiado usando tomografia computadorizada de feixe cônico e varreduras de superfície ótica - um estudo *ex vivo.* Int Endod J. 2016 Ago;49(8):790-5.

118. Krug R, Volland J, Reich S, Soliman S, Connert T, Krastl G. Tratamento endodôntico guiado de múltiplos dentes com displasia dentinária: um relato de caso. Head Face Med. 2020 Dec;16(1):27.

119. Giacomino CM, Ray JJ, Wealleans JA. Microcirurgia endodôntica direcionada: A Novel Approach to Anatomically Challenging Scenarios Using 3-dimensional-printed Guides and Trephine Burs-A Report of 3 Cases. J Endod. 2018 Apr;44(4):671-7.

120. Schnutenhaus S, von Koenigsmarck V, Blender S, Ambrosius L, Luthardt RG, Rudolph H. Precisão de guias de broca 3D sem manga para inserção de implantes de cerâmica de peça única: um ensaio clínico prospetivo. Int J Comput Dent. 2018;21(2):97-105.

121. Koop R, Vercruyssen M, Vermeulen K, Quirynen M. Tolerância nas inserções de manga de diferentes guias cirúrgicas para cirurgia de implantes guiada. Clin Oral Implants Res. 2013 Jun;24(6):630-4.

122. Hawkins TK, Wealleans JA, Pratt AM, Ray JJ. Microcirurgia endodôntica direcionada e microcirurgia endodôntica: uma comparação de simulação cirúrgica. Int Endod J. 2020 maio;53(5):715-22.

123. Fan Y, Glickman GN, Umorin M, Nair MK, Jalali P. Uma nova grelha pré-fabricada para microcirurgia endodôntica guiada. J Endod. 2019 May;45(5):606-10.

124. Anderson J, Wealleans J, Ray J. Aplicações endodônticas da impressão 3D. Int Endod J. 2018 Sep;51(9):1005-18.

125. Kim S, Kratchman S, Karabucak B, Kohli M, Setzer F. Microcirurgia em endodontia. 1.ª ed. New York, NY: John Wiley & Sons, Inc.; 2018. p. 61.

126. Parisi C, Valandro LF, Ciocca L, Gatto MRA, Baldissara P. Resultados clínicos e taxas de sucesso de restaurações com fibra de quartzo: Um estudo retrospetivo. J Prosthet Dent. 2015 Sep;114(3):367-72.

127. Braga NMA, Alfredo E, Vansan LP, Fonseca TS, Ferraz JAB, Sousa-Neto MD. Eficácia do ultrassom na remoção de pinos intrarradiculares utilizando diferentes técnicas. J Oral Sci. 2005;47(3):117-21.

128. Haupt F, Pfitzner J, Hülsmann M. Um estudo comparativo *in vitro* de diferentes técnicas para a remoção de postes de fibra dos canais radiculares. Aust Endod J. 2018 Dec;44(3):245-50.

129. Abbott PV. Incidência de fracturas radiculares e métodos utilizados para a sua remoção. Int Endod J. 2002 Jan;35(1):63-7.

130. Oliveira IKCS, Arsati YBDOL, Basting RT, França FMG. Tempo de espera para preparo coronário e a influência de diferentes cimentos na resistência à tração de pinos metálicos. Int J Dent. 2012;2012:1-6.

131. Maia LM, Bambirra Júnior W, Toubes KM, Moreira Júnior G, De Carvalho Machado V, Parpinelli BC, et al. Guia endodôntico para remoção conservadora de pino de resina composta reforçado com fibra. J Prosthet Dent. 2022 Jul;128(1):4-7.

132. Schwindling FS, Tasaka A, Hilgenfeld T, Rammelsberg P, Zenthofer A. Remoção e preparação tridimensional guiada de postes de raiz dentária - conceito e viabilidade. J Prosthodont Res. 2020 Jan;64(1):104-8.

133. Perez C, Finelle G, Couvrechel C. Otimização de um protocolo de endodontia guiada para a remoção de postes reforçados com fibra. Aust Endod J. 2020 Abr;46(1):107-14.

134. Alfadda A, Alfadley A, Jamleh A. Remoção de pilares de fibra utilizando uma abordagem conservadora totalmente guiada: Uma técnica dentária. Scribante A, editor. Case Rep Dent. 2022 Jul 22;2022:1-6.

135. Cho C, Jo HJ, Ha JH. Remoção de pino de compósito reforçado com fibra usando endodontia guiada: um relato de caso. Restor Dent Endod. 2021;46(4):e50.

136. Çapar ÍD, Uysal B, Ok E, Arslan H. Efeito do tamanho do alargamento apical com instrumentos rotatórios, obturação com um único cone, preparação do espaço posterior com brocas, remoção de pinos de fibra e remoção da obturação do canal radicular no início e propagação de fissuras apicais. J Endod. 2015 Feb;41(2):253-6.

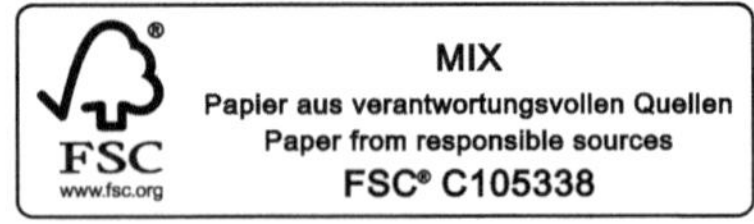

Printed by Books on Demand GmbH, Norderstedt / Germany